CYCLING
Anatomy
[사이클링 아나토미]

푸른솔

CYCLING ANATOMY Second Edition
[사이클링 아나토미] 개정판

2010년 9월 13일 초판 발행
2022년 2월 28일 개정판 1쇄 발행

저자 / 섀넌 소븐덜
역자 / 오재근 이종하 한유창

발행자 / 박흥주
발행처 / 도서출판 푸른솔
편집부 / 715-2493
영업부 / 704-2571
팩스 / 3273-4649
디자인 / 여백커뮤니케이션
주소 / 서울시 마포구 삼개로 20 근신빌딩 별관 302호
등록번호 / 제 1-825

값 / 28,000원

ISBN 979-11-972082-8-7 (93510)

CYCLING
ANATOMY

사이클링 아나토미

신체 기능학적으로 배우는
자전거 라이딩

SECOND
EDITION
개 정 판

섀넌 소븐덜 지음
이종하·오재근·한유창 옮김

푸른솔

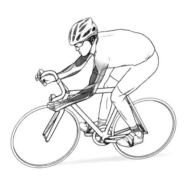

C O N T E N T S

추천의 글

내가 섀넌 소븐덜 박사를 처음 만난 것은 캘리포니아대학(데이비스)에서였다. 그 당시 우리는 대학생 사이클 경주 선수로서 선의의 경쟁을 하였다. 그러한 경쟁은 체력을 향상시키는 것만이 아니라 두뇌를 활용하는 것이기도 하였으므로, 우리는 인간의 운동 수행에 관한 과학지식을 넓히는 데 몰두했다. 그래서 내가 학부 졸업 후 뭘 해야 할지를 고민하고 있을 때 섀넌은 큰 비전을 제시했다. 그의 제안은 내가 대학원에 가서 운동생리학을 공부하고 그는 의과대학에 가는 것이었다. 그런 다음 콜로라도 볼더에서 재회해 투르 드 프랑스 국제 사이클 경주에서 프로 사이클링 팀을 위해 일하자는 것이었다. 이 계획은 거창하긴 하였지만 섀넌은 그 실현 가능성에 대해 내게 확신을 심어주었기에 나는 도전해보기로 결심했다.

여러 해가 지난 뒤 나는 가민 프로페셔널 사이클링 팀의 스포츠과학부 팀장으로 투르 드 프랑스에 참가하였고 유난히 길었던 하루 일을 마친 후 완전히 녹초가 되었다. 기진맥진하여 작은 프랑스 호텔 방으로 돌아오자 나만큼이나 지친 룸메이트인 팀 닥터가 나를 맞이했다. 나는 우리 둘 다 얼마나 힘을 쏟아부었는지 알기에 묘한 자긍심이 생겨 "섀넌, 우리가 해낸 것 같아"라고 말했다.

만약 섀넌이 없었다면 세계 최고 수준의 사이클 선수들 몇 명을 훈련시킬 기회가 내게 오지 않았을 것이다. 더 중요한 것은 과학을 현실에 접목한다는 면에서 소븐덜 박사를 능가할 사람이 아무도 없다는 점이며, 그는 나의 경력 내내 롤 모델이자 충실한 친구였다.

《사이클링 아나토미》는 그러한 기량과 관심이 반영된 산물로, 복잡한 인간 해부학을 그 깊이나 정확성을 유지한 채 단순하게 그리고 실용적으로 현실에 적용하는 소븐덜 박사의 능력을 여실히 보여준다. 지식은 그야말로 힘이며, 신체 수행능력의 향상은 지적이고 정보에 근거한 접근법으로 시작된다. 자세한 근육 해부구조 그림과 현실의 사이클링 동작에 직접 적용할 수 있는 간단한 운동을 통해, 섀넌은 사이클리스트, 코치, 선수 또는 실무자가 학습하고 계획할 수 있도록 간단명료하고도 실용적인 방법을 제공한다.

사이클링은 흔히 유산소 활동으로 생각하지만 근력이 단연 기본이다. 이러한 토대가 없다면 유산소 운동 능력이 제한되며 사이클리스트는 균형을 잃고 부상을 당하기 쉽다. 요컨대 자전거를 타면서 파워를 올리려면 할 수 있는 것은 두 가지뿐이다. 즉 더 빨리 페달을 밟거나 더 힘있게 미는 것이다. 정상급과 비정상급 사이클리스트 간의 중요한 차이는 정상급 사이클리스트가 더 힘있게 밀 수 있다는 것이다. 보다 나은 사이클리스트는 근력이 더 좋으며, 이는 다리에서뿐만 아니라 사이클링 생체역학에서 기능적인 또는 지지하는 역할을 하는 수많은 근육에서도 그러하다.

소븐덜 박사가 《사이클링 아나토미》를 저술하기로 한 동기는 바로 이러한 생각에서이다. 만성 부상에 시달리는 사이클리스트들을 다년간 돌보다가 섀넌은 그들을 피트니스 센터로 이끌기 시작해 해부학적 약점을 강점으로 전환시키도록 도왔다. 그들은 다리에서만이 아니라 중심부, 팔, 목과 등의 안정화 근육에서도 이러한 약점을 지니고 있었다. 이와 같은 애로를 해결해주는 수준을 넘어 소븐덜 박사는 자신이 돌보는 운동선수들에게 적절한 전문 용어 및 지식을 알려줘 문제를 확인하고 교정하도록 했다.

《사이클링 아나토미》는 현장 지도 교습을 반영하고 있어 사이클링을 할 때 자신의 몸과 마음을 향상시키고자 하는 사람들 누구나 도움을 받을 수 있다. 이 책은 내가 사이클리스트들을 세계 최고의 선수로 계속 육성하면서, 그리고 나 또한 사이클링 애호가로 계속 활동하면서 끊임없이 들춰보는 참조서이다. 우리가 인생행로에서 어디에 있든 향상 방안을 모색하는 데에는 너무 이른 나이도 혹은 너무 늦은 나이도 없다.

앨런 림(Allen Lim) 박사

스크래치 랩(Skratch Labs) 설립자

운동 중의 사이클리스트

THE CYCLIST
IN MOTION

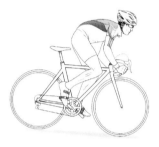

운동 중의 사이클리스트를 살펴보면 놀랍다. 자전거를 탈때에는 인체 생리의 수많은 측면이 작용한다. 대뇌피질은 자전거에 오를 때 동기를 부여하고 공략 계획을 수립해준다. 소뇌는 무의식적 균형 및 조절을 제공해 사이클리스트는 손쉽게 자전거의 안정성과 방향을 유지한다. 심장, 폐와 혈관계는 근육의 미토콘드리아에 꼭 필요한 산소를 공급한다. 근육은 유산소 및 무산소 에너지 전환을 통해 수축하고 엄청난 양의 운동을 수행한다. 이 모든 운동은 열을 생성하며, 그러면 피부와 호흡계가 체온이 잘 조절되도록 돕는다. 골격계는 전신의 구조적 토대를 제공한다. 자전거 라이딩을 완벽하게 하려면 인체 생리의 거의 모든 측면이 조화롭게 기능해야 한다. 가만히 이를 생각해보면, 정말로 놀라운 일이지 않은가!

탁월한 사이클리스트가 되려면 근육이 잘 단련되어 있고 강하면서 균형이 잡혀 있어야 한다. 이러한 요인들이 최고의 운농 수행능력에 도달하고 부상을 방지하며 운동을 장기간 지속하는 비결이다. 절정의 운동 수행능력을 이루려면 신체의 모든 계통이 협력해 조화롭게 일체로 작동해야 한다. 많은 사이클리스트가 사이클링은 다리가 관건이라고 생각하는 함정에 빠진다. 하지만 사이클링은 그렇게 단순하지 않다. 사이클링에 필요한 파워는 대부분 다리, 엉덩이와 둔부에서 오나, 하체를 안정화하기 위해서는 배, 등과 같은 상체가 강해야 한다. 신체의 모든 부위가 협력해야만 자전거를 안정화하고 페달에 최대의 파워를 실을 수 있다.

《사이클링 아나토미》는 다양한 운동을 통해 사이클링과 관련된 신체 해부학을 설명한다. 이러한 지식을 기초로 운동하면 집중이 더 잘된다. 그리고 완벽한 균형 및 근력이 성공적이면서 부상 없는 사이클링의 비결이 된다는 이해에 기초해 자신의 운동 프로그램을 구성할 수 있다. 각 장의 그림과 설명은 각각의 운동이 사이클링에 어떻게 적용되는지를 보여준다. 피트니스 센터에서 연습한 이러한 운동은 도로 훈련에 바로 적용할 수 있다. 피트니스 센터에서 운동하면서 사이클링과 관련된 측면에 집중하면 운동 시간을 알차게 보낼 수 있다. 그 결과 각각의 운동에서 더 많은 효과를 보게 된다.

이 책은 하체는 물론 상체를 포함한 전신 운동이 필요하다는 점을 강조한다. 따라서 각각의 장이 다 중요하다. 사이클링은 전신 운동이다. 이는 운동 중의 사이클리스트에 대한 해부학적 설명을 읽어보면 명확해진다. 신체의 각 부위가 페달에 파워를 싣고 자전거를 제어하며 부상을 방지하는 데 중요한 역할을 한다. 신체의 특정 부위에 대한 훈련이 부족하면 전신의 정렬이 흐트러진다. 이렇게 되면 운동 수행능력이 떨어질 뿐만 아니라 통증 또는 부상을 일으킬 수도 있다.

사이클링에서 근육의 형태와 기능

《사이클링 아나토미》는 운동 수행능력을 향상시키는 사이클링 특이적 웨이트트레이닝에 중점을 둔다. 나는 운동선수들을 훈련시킬 때 당면한 과제에 정신을 집중하라고 촉구한다. 운동선수들이 훈련을 '왜 하는지'에 집중하고 그러한 훈련에 대한 신체의 반응과 적응에 대해 생각하면, 보다 신속하고 효율적인 향상을 이룰 수 있다. 효율성은 효과적인 트레이닝 프로그램의 핵심적인 특성이다.

이와 같은 지식과 이해를 가지도록 돕기 위해, 먼저 근육 생리에 대해 간단히 설명한다. 일단 근육이 어떻게 작용하는지를 이해하면, 최적의 근섬유 위치도 이해하게 되므로 운동 중 적절한 자세를 취하는 데 도움이 된다.

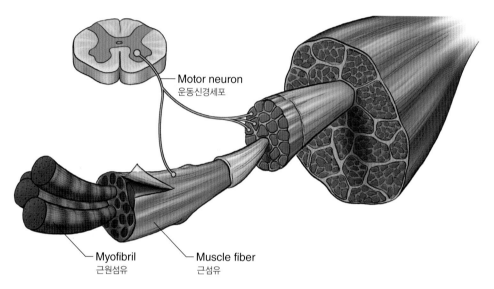

그림 1-1. 근섬유의 구조

골격근의 기본적인 기능 단위는 운동단위(motor unit)라고 한다. 이는 하나의 운동신경(신경세포)과 그것이 지배하는 모든 근섬유(muscle fiber)로 구성된다. 각각의 근섬유는 로프 같은 수많은 근원섬유(myofibril)로 나뉘는데, 이들은 함께 다발을 형성한다(그림 1-1 참조). 운동단위를 많이 또는 적게 활성화함으로써 근육은 긴장의 정도에 차이를 생성한다. 단계적인 근육 활성화는 이러한 긴장 생성의 다양함을 말한다. 신경이 운동단위를 활성화하는 빈도도 근육의 긴장에 영향을 미친다. 가장 극단적인 예가 강직경련

(tetanus)인데, 이는 신경이 너무 빨리 흥분해 근육이 이완될 시간이 없을 때 생긴다.

피트니스 센터에 있는 덤벨 또는 책상 위에 놓인 커피 머그컵처럼 중량이 있는 특정한 물체를 들어 올리려 할 때, 뇌는 흥분하는 운동신경의 수와 흥분이 일어나는 속도를 조절한다. 뇌가 필요한 노력을 추산하는 능력은 탁월하다. 뇌가 계산착오를 일으키는 경우는 드물다. 최근에 나는 이러한 드문 예를 알게 됐다. 나는 거의 가득 차 있다고 생각하였지만 실은 내 십대 아들들이 거의 다 마셔버린 우유팩을 집어 들었다. 그 우유팩이 예상보다 급히 그리고 훨씬 더 높이 들려진 것을 알고 나는 놀랐다. 나의 뇌가 그 중량을 추산하였지만 계산이 틀렸던 셈이다.

그림 1-2는 근육의 기능적 구조를 보여준다. 근섬유는 액틴 미세섬유(actin filament, 가는 근육 미세섬유 또는 소근세사)와 미오신 미세섬유(myosin filament, 굵은 근육 미세섬유 또는 대근세사)로 구성되어 있으며, 래칫(ratchet) 시스템처럼 작용한다. 근섬유의 작용은 로프에 매달린 암벽 등반가에 비유할 수 있다. 이러한 상황에서 로프는 액틴 근육에, 등반가는 미오신 근육에 해당한다. 등반가가 두 팔로 자신을 당겨 올리는 것처럼, 미오신은 액틴을 따라 자신을 당긴다. 로프에 매달린 등반가를 상상해보라. 위로 올라가기 위해서는 다리를 고정시키고 팔을 내뻗어

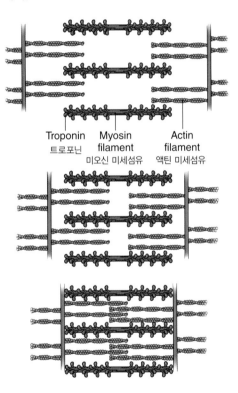

그림 1-2. 근섬유 내의 액틴 및 미오신 미세섬유는 래칫 시스템처럼 작용한다.

당겨야 한다. 반복해서 미오신은 액틴을 타고 오른다. 미오신이 이동해감에 따라 근섬

유는 단축된다. 즉 수축한다. 이는 긴장을 생성하고 근육이 운동을 수행하게 한다.

각각의 근육에는 최적의 안정시 길이가 있다(Fitts, McDonald와 Schluter [1991]). 이러한 최적의 길이는 교차결합을 한 액틴과 미오신의 수가 많은 상태이지만 아직 미오신이 타고 오를 '예비 로프'가 충분히 남아 있는 상태로, 이들 상태 간의 완벽한 균형을 나타낸다. 과다신장 또는 과소신장인 경우에 근육은 에너지 잠재력을 충분히 발휘하지 못한다. 이 때문에 자전거를 탈 때 적절한 맞춤이 아주 중요하다. 안장이 너무 낮으면 근육이 최적의 길이로 신장되지 못하며, 안장이 너무 높으면 근육은 과신장될 수도 있다.

자전거를 탈 때와 피트니스 센터에서의 적절한 자세

그림 1-3은 도로용 자전거를 탈 때 적절한 사이클링 자세를 보여준다. 근섬유의 길이는 최적의 운동 수행능력에 아주 중요하기 때문에, 시간을 내어 자세를 올바르게 잡도록 한다.

자전거의 적절한 피팅(fitting)과 관련해 도움이 필요하면 《피트니스 사이클링(Fitness Cycling)》(Sovndal, 2013)을 참조하기 바란다. 또한 전문적인 자전거 피팅을 할 수도 있다. 최고의 피팅 서비스를 추천받으려면 현지 자전거 숍이나 클럽을 알아본다.

피트니스 센터에서 웨이트리프팅을 할 때의 자세는 자전거를 탈 때의 자세만큼 중요하다. 피트니스 센터에서 근육을 최적으로 단련하도록 《사이클링 아나토미》는 각각의 운동에 대해 올바른 자세를 제시한다. 웨이트리프터는 흔히 들어 올리는 웨이트의 중량을 늘리기 위해 적절한 자세를 포기한다. 이는 역효과를 내고 위험하다. 운동을 올바르게 하는 것이 우선이고 웨이트의 중량은 그 다음이다. 이 책은 다양한 근육군의

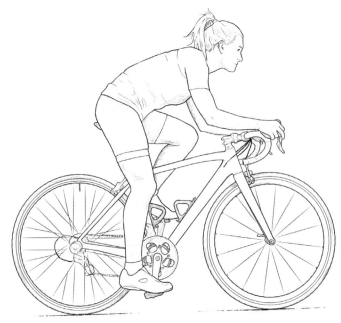

그림 1-3. **적절한 사이클링 자세**

효과적인 단련에 적절한 테크닉을 소개한다. 백문이 불여일견이라고, 이 책의 많은 그림은 이상적인 자세와 그에 따른 근섬유의 위치를 보여준다. 이러한 그림을 따라하면 운동에서 최대의 효과를 볼 수 있다.

자전거를 탈 때 자전거와 접촉하는 부분이 다섯 곳(다리, 둔부와 팔)이라는 데 주목한다. 아울러 사이클링 동작에서는 대부분의 주요 근육군이 동원된다. 이 책의 각 장은 여러 신체 부위의 해부학에 초점을 둔다. 특정한 운동과 신체의 개별 부위에 초점을 두기전에, 우선 운동 중의 사이클리스트와 관련한 해부학에 대해 간단히 검토한다.

자전거의 크랭크는 반대 방향으로 180도를 이루고 있기 때문에 사이클리스트의 다리에서 한쪽은 신전되고 다른 쪽은 굴곡된다. 이에 따라 한쪽 다리의 굴근이 작용하고 동시에 반대쪽의 신근이 활성화된다. 크랭크를 리드미컬하게 회전시킬 때마다 다리의 다양한 근육군이 모두 순환하면서 작용한다. 이 때문에 사이클링은 훌륭한 운동이고 페달 밟기는 아주 효율적인 추진 수단이다. 적절한 자세라면 6시 위치에 있는 다리의 무릎은 조금만 구부리게 된다. 이는 햄스트링을 이상적인 길이로 신장시키고 페달 밟기의 상향 단계에서 최적의 근육 활성화를 이루도록 준비시킨다. 동시에 반대쪽 페달은 12시 위치에 있어 넓적다리가 지면과 거의 평행하게 된다. 이는 페달 밟기의 하향 단계에서 파워를 최대로 내도록 대둔근을 최적화하고 발이 페달 밟는 동작의 꼭대기를 돌면서 강한 킥을 할 수 있도록 대퇴사두근을 최적화한다.

페달을 밟으며 돌릴 때 발목은 발이 무릎 굴곡 자세에서 무릎 신전 자세로 부드럽게 이행시킬 수 있도록 한다. 페달 회전주기에서 대퇴부의 굴근과 신근이 번갈아 작용하듯이, 종아리와 하퇴부 근육은 페달 밟는 동작을 하는 동안 대부분 파워를 증가시킨다. 또한 종아리와 하퇴부 근육은 발목과 발의 안정화를 돕는다.

앞서 논의한 대로 근육의 최대 에너지 잠재력(긴장)은 겹치는 액틴과 미오신의 이상적인 양에 달려 있다. 적절한 안장 높이는 가장 효율적인 근섬유 위치를 설정하는 데 중요한 역할을 한다. 안장이 낮은 아동용 자전거를 타보려 한 적이 있는 사람이라면 근섬유가 올바르게 위치하지 않을 경우에 근육이 얼마나 형편없이 작용하는지 잘 알 것이다.

자전거를 탈 때에는 기본적으로 몸을 앞으로 숙이는 자세 때문에, 강하고 건강한 등이 사이클링의 수행능력과 즐거움에 중요하다. 그렇다고 등에 건강상의 문제를 경험한 적이 있는 사람은 자전거를 타지 말아야 한다는 말은 아니다. 오히려 사이클링 경력을 오래 지속하고 싶으면 등을 강화하고 관리해야 한다는 의미이다. 자전거를 타면서 몸을 앞으로 기울이면 척추기립근, 광배근과 승모근이 척추를 지지한다. 핸들바 드롭을 잡고 사이클링을 할 때, 이들 근육은 등을 평평하게 하도록 도와줘 공기역학을 좋게 한다. 또한 사이클링은 목에 스트레스를 준다. 판상근과 승모근은 모두 목을 신전시켜 도로를 주시하도록 돕는다. 다시금 이 모든 근육에 가해지는 긴장 때문에, 등을 적절히 단련해야 건강하게 통증 없이 사이클링을 즐길 수 있다.

복직근, 복횡근과 복사근(내복사근 및 외복사근)은 전방과 측면에서 몸통을 지지해 등의 잘 발달된 근육에 대항한다. 등, 전방 또는 측면 근육이 기타 근육에 비해 약하면 척추 정렬이 나빠지고 불필요한 척추 스트레스와 통증을 경험하게 된다. 등의 통증은 등 근육의 기능장애나 약화와 아무 관련이 없을 수도 있다. 사실 이러한 통증은 복부 근육의 단련 부족에 의해 유발될 수도 있다. 이는 왜 선택된 일부 부위가 아니라 전신 강화에 힘써야 하는지를 알려주는 좋은 예이다.

팔은 제어하고 파워를 전달하기 위해 자전거와 접촉한다. 핸들을 잡고 있을 때 각각의 팔은 팔꿈치를 약간 구부린 상태를 유지해야 한다. 페달을 밟으면 팔의 굴근과 신근이 페달 밟는 동작의 리듬에 맞춰 교대로 수축과 이완을 한다. 이두근, 삼두근과 전완 근육이 모두 조화롭게 작용하여 어깨관절을 통해 몸통을 안정화한다. 사이클링 자세 때문에 어깨는 끊임없이 압박을 받는다. 여러 근육(능형근, 회전근개, 삼각근 등)이 적절한 자세와 안정성의 유지를 돕는다.

가슴 근육은 등과 어깨 근육을 지지하고 이들 부위의 근육과 균형을 이룬다. 대흉근과 소흉근은 자전거를 탈 때 몸을 앞으로 기울이게 하고 언덕길을 오르는 동안 핸들을 좌우로 움직이게 한다. 핸들바의 드롭 부분을 잡고 있는 사이클리스트의 자세는 푸시업 또는 벤치 프레스 자세와 유사하다는 점에 주목한다.

적절한 훈련을 통한 향상

이상과 같이 사이클리스트의 해부학에 대한 간략한 검토를 통해 사이클링은 전신 운동이라는 사실을 알 수 있다. 이 책에서 소개하는 다양한 운동은 전신 훈련을 통해 사이클링을 최적화하도록 도울 것이다. 신체의 어느 부위도 덜 중요한 부위는 없으므로 어느 장이든 건너뛰지 않도록 해야 한다. 균형과 대칭이 적절한 자세에 핵심이고 적절한 자세는 파워를 증가시키고 부상 위험을 감소시키기 위해 필요하다는 점을 기억한다.

이 장을 마치면서 3가지 사항을 지적하고자 한다. 각 장의 운동들은 근력을 향상시킬 뿐만 아니라 유연성도 길러준다. 연구들에 따르면 유연성이 좋으면 부상을 방지하고 파워 생성을 최적화하는 것으로 나타났다. 가장 좋은 유형의 스트레칭(동적 또는 역동적 스트레칭) 및 스트레칭의 적절한 타이밍과 관련해서는 상반되는 증거가 존재한다. 가용한 증거(Behm 등 [2016])에 기초해, 나는 동적 동작 및 스트레칭을 모두 포함하여 확실하게 15~20분 워밍업을 하라고 추천한다.

또한 사이클링에 요구되는 심폐 지구력을 충족시키는 능력도 피트니스 센터에서의 운동을 통해 향상시킬 수 있다. 피트니스 센터에서 운동을 하면 근육에 혈액을 공급하는 혈관 구조물이 개선되며, 이는 궁극적으로 아주 힘든 운동을 하는 동안 근육에 대한 산소 공급에 큰 도움이 된다.

마지막으로 저항운동은 뼈 건강에 유익하다. 사이클링은 관절에 과도한 스트레스를 가하지 않은 채 운동하게 한다. 그러나 이러한 이점에는 부정적인 면이 있다. 어느 유형의 훈련이든 스트레스는 근력을 발달시킨다. 사이클링에서 페달 밟는 동작은 부드럽기 때문에 뼈에 가해지는 스트레스가 아주 적다. 따라서 사이클링만 하는 운동선수는 골다공증 위험이 증가한다. 이 때문에라도 사이클링에 열심인 사람에게 웨이트트레이닝이 중요하다(Scofield와 Hecht [2012]). 피트니스 센터에서 시간을 투자하면 뼈의 약화와 손상을 방지하는 데 도움이 된다. 저항운동은 뼈의 무기질화를 증진시켜 뼈 구조를 강화한다. 그러므로 피트니스 센터에서 운동을 하면 체력이 증가할 뿐만 아니라 장기적인 건강에도 유익하다.

근력 훈련의 원칙 STRENGTH TRAINING PRINCIPLES

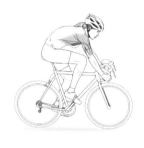

훈련은 점진적인 진행, 일관성과 집중적인 노력이 관건이다. 여기서 나는 훈련 철학 및 목표와 일부 기초적인 생리학 개념을 간단히 언급하고자 한다.

나의 훈련 철학은 점진적인 진행에 초점을 둔다. 피트니스 센터에서 운동하는 날마다 그리고 밖으로 나가 자전거를 탈 때마다 당신의 몸은 변화한다. 몸은 더 나은 운동선수가 된다는 당신의 최종 목표를 향해 나아간다. 사려 깊고 체계적인 접근법을 사용하면 당신은 완벽한 사이클리스트가 되게 해주는 모든 요소를 단계적으로 구비하게 된다.

당신이 리프팅 및 트레이닝 프로그램을 시작하기 전에 운동 수행능력과 관련한 자신의 목표를 세우는 것이 무엇보다 중요하다. 이러한 목표가 있어야 그에 따라 자전거를 탈 때와 피트니스 센터에서의 일일 운동이 이루어질 수 있다. 목표는 사람마다 다르다. 보다 건강해지려 하든, 일요일의 사이클링 시합에서 이웃사람을 이겨보려 하든, 혹은 지구 챔피언십을 수상하려 하든, 목표는 운동 수행능력의 향상에 도움을 주는 필수 요소이다.

일부 사람들은 목표가 버거울 수 있기 때문에 목표의 수립을 꺼려한다. 좋은 목표라도 모두 실패의 가능성이 내재되어 있다. 목표란 바로 그런 것이지 않은가! 목표는 도전 의식을 북돋우고 길을 잡아주기 위해 존재한다. 약간의 스트레스는 약이 되며, 스트레스가 없으면 향상도 없다.

목표를 성취하려면 내가 제시하는 목표 수립의 4P, 즉 개별성(Personalized), 긍정성(Positive), 인지 가능성(Perceivable)과 달성 가능성(Possible)을 따르면 도움이 될 것이다. 개별적인 목표는 타인이 아니라 자신의 것이다. 친구나 훈련 파트너가 무엇을 하고 있는지는 중요하지 않다. 부정적 태도는 운동 수행능력에 도움이 되지 않으므로 항상 목표를 긍정적으로 여긴다. 목표는 성취를 위한 것이지 실패를 피하기 위한 것이 아니다. 목표는 자신과 타인에게 인지 가능해야 한다. 그래야 목표에 대한 책임성이 생긴다. 마지막으로 목표는 달성 가능성이 있어야 하지만 자동으로 달성되는 것이어서는 안 된다. 앞서 언급하였듯이 실패의 위험은 필요하다.

또한 나는 목표의 달성에 도움이 되는 약어인 RACE, 즉 휴식(Rest), 책임성(Accountability), 일관성(Consistency)과 효율성(Efficiency)을 소개하고자 한다. 수많은 사람이 훈련에 열광해 과도한 훈련을 하고 만다. 훈련을 할 때에는 몸이 적응할 시간을 충분히 주어야 한다(이에 관해서는 다음 섹션에서 자세히 살펴본다). 앞서 말하였듯이 책임성이 중요하다. 친구나 파트너에게 자신의 목표를 알게 해서 책임감이 생길 수 있도록 해야 한다. 그렇게 하는 것이 너무 불편하면 적어도 자신의 목표를 적어두기라도 한다. 훈련에서 일관성도 못지않게 중요하다. 운동을 일관되게 하는 방안을 찾을 수 없을 경우에는 컨디션 하락으로 인해 그간 이룩한 개선을 잃게 된다. 마지막으로 훈련을 효율화하고 시간을 효율적으로 활용한다. 우리 모두는 바쁘게 살아가고 있다. 우리가 비효율적인 훈련에서 더 벗어날수록 우리의 상황은 더 나아질 것이다. 《사이클링 아나토미》는 피트니스 센터에서 훈련을 할 때 간략히 들춰보기에 좋은 참조서이다. 운동을 적절한 자세로 올바르게 하면 부상을 방지할 뿐만 아니라 운동을 효율화할 수 있다.

적응

일반 적응 증후군(general adaptation syndrome, GAS)은 컨디션 조절과 웨이트트레이닝에 기본적인 틀을 제공한다. 1950년에 개발되어 발표된 GAS는 오늘날에도 여전히 기본적인 패러다임으로 남아 있다. 나는 원 논문을 읽어보도록 추천한다. GAS는 경고 반응(alarm reaction), 적응(adaptation)과 소진(exhaustion)의 3단계로 구성된다. 인체는 항상성을 유지하려 한다. 인체는 끊임없이 변화에 저항하고 안정 상태에 머무르려 한다. 새로운 스트레스(예로 보통보다 오랜 사이클링 또는 웨이트리프팅)를 경험할 때마다 인체는 '경고' 상태가 된다. 그러한 스트레스 요인은 본래의 항상성을 교란하고 인체를 쾌적 범위(comfort zone)에서 벗어나게 한다. 인체가 스트레스에 적응함으로써

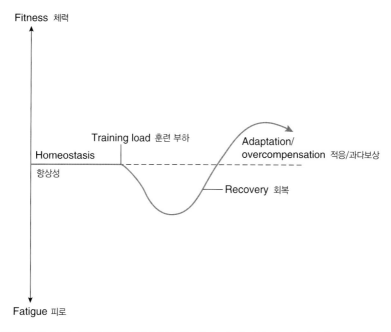

그림 2-1. 일반 적응 증후군: 신체는 처음에 항상성 상태에 있다. 경고 반응 또는 훈련 부하는 어느 수준의 피로를 유발한다. 신체는 먼저 회복을 통해, 다음 적응을 통해 스트레스에 반응한다.

스트레스를 완화하려 할 때 단계 2가 일어난다. 인체는 그런 적응의 결과로 새롭고 더 높은 수준의 항상성에 도달하게 된다. 이상적이라면 사람은 훈련을 함에 따라 단계 1 및 2를 반복하여 근력과 체력 수준을 계속 향상시킬 수 있다(그림 2-1).

그러나 훈련을 과도하게 하면 신체의 적응 능력을 넘어설 수도 있다. 이에 따라 신체는 GAS의 단계 3, 즉 소진(탈진)에 이르게 된다. 훈련은 스트레스와 회복의 섬세한 균형이다. 나는 종종 이를 모닥불에 마시멜로를 굽는 것에 비유한다. 자극을 가하는 것은 마시멜로에 열을 가하는 것과 유사하다. 적당히 열을 가하면 마시멜로가 부드러워지고 갈색이 되며 맛있어진다. 과다훈련처럼 너무 센 열을 가하면 마시멜로가 타기 시작한다.

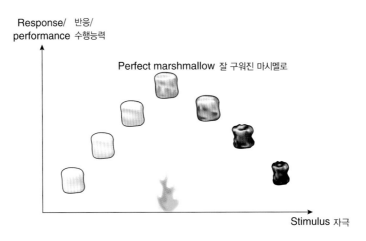

그림 2-2. 일반 적응 증후군: 탈진. 적당히 열(훈련 부하)을 가하면 잘 구워진 마시멜로를 먹을 수 있다. 그러나 너무 센 열을 가하면 너무 구워져 마시멜로가 탈 수 있다(소진).

경고 반응, 적응과 소진으로 이루어진 GAS 모델을 살펴보면 RACE 훈련 철학의 중요성을 알 수 있다. 과다훈련과 소진을 피하기 위해서는 휴식이 필요하다. 또한 책임성과 일관성 있는 훈련을 통해 적응이 일어날 수 있다. 따라서 운동 사이에 충분한 휴식을 취하도록 한다. 적응과 컨디션 조절은 운동할 때가 아니라 휴식하고 회복하는 동안 일어난다는 점을 기억한다.

주기화(periodization)는 GAS와 함께 또 하나의 중요한 훈련 개념이다. 모든 훈련은 한 훈련주기 최상에서 다른 주기를 도입하는 계획적이고 체계적이며 단계적인 접근법에 기초해야 한다. 이러한 계층적 구조에 따라 이전의 개선에 새 것이 계속 쌓이면서 신체가 적응하고 컨디션을 조절하는 시간이 생긴다. 주기화 프로그램이 좋으면 과다훈련을 피하고 체력 수준을 계속 향상시킬 수 있다. 주기화 프로그램을 훈련의 큰 그림으로 생각하라. 이 프로그램은 사람이 최상의 체력을 원하는 특정 시점을 향해 운동하도록 도와줄 수 있다. 훈련주기의 지속기간은 다양하지만 대개 2~4주 사이이다. 이 책을 사용하여 다양한 운동을 계획할 때에는 각각의 훈련주기에 서로 다른 운동을 넣어 신

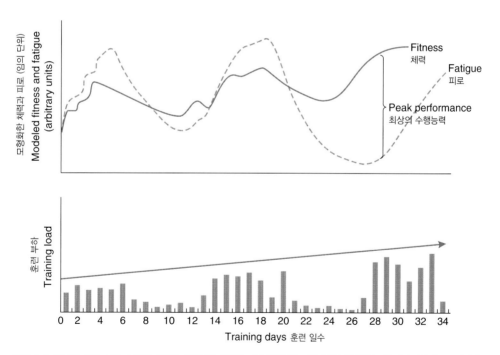

그림 2-3. 주기화: 체력, 피로, 적응과 최상의 수행능력. 훈련에 대해 점진적이고 단계적인 접근법을 적용하면 시간이 흐르면서 운동 수행능력이 향상된다. 훈련 부하에 반응해 신체는 피로해진다. 회복하면서 신체는 향상된 체력 수준에 이른다. 훈련 프로그램에서 이러한 훈련주기는 반복되고 이전의 주기에 각각의 훈련주기가 쌓인다. 피로가 극소화되고 체력이 극대화될 때 최상의 수행능력에 이른다.

체에 계속 '경고'를 보내야 한다. 이것이 근력과 컨디션을 향상시키는 최선의 방법이다.

웨이트트레이닝 운동의 종류

웨이트트레이닝은 다양한 종류의 운동으로 할 수 있다. 균형 잡힌 프로그램은 어느 시점이 되든 다양한 운동 전략을 모두 다룬다. 당신은 특정한 훈련주기 내에서 한 가지 특정한 종류의 운동에 집중할 수 있다. 이어지는 훈련주기들에서는 훈련의 종류를 바꾸어 가능한 한 최대의 적응이 이루어지도록 한다. 예를 들어 첫째 주기에서 서킷 트레이닝(circuit training)을 한다면 둘째 주기에서는 저부하–고반복(low weight–high repetition) 운동처럼 다른 운동을 해야 한다. 당신은 다양한 종류의 훈련을 자신이 선호하는 순서로 할 수 있다. 그러나 무거운 웨이트를 들어 올림으로써 생길 수 있는 부상을 방지하기 위해 점차로 고부하–저반복(high weight–low repetition) 운동으로 진행하는 것이 더 낫다는 점을 명심한다.

성공의 비결은 효율적인 훈련이다. 즉 기울인 노력으로부터 최대의 효과를 보는 것이다. 운동을 사전에 계획하고 실행 가능한 훈련 프로그램을 수립하면 훈련기간이 경과하면서 운동 수행능력을 크게 향상시킬 수 있다. 개인의 사이클링 목표를 위해 특정한 운동 프로그램을 구성하는 것은 이 책의 범위를 벗어난다. 자신의 훈련 프로그램을 만들 때에는 다음과 같은 종류의 운동을 적절히 섞고 연결지어 사용한다.

저부하–고반복

이 운동은 근육량을 현저하게 늘리지는 않지만 지속적으로 근력을 유지하는 데 도움이 된다. 이러한 운동은 최소의 근육량으로 최대의 근력을 만들 수 있기 때문에 사이클리스트에게 좋다(그것이 바로 가장 빠르게 언덕을 오르게 해주는 길이지 않은가!). 또한 이런 종류의 운동은 심폐 지구력과 힘든 사이클링을 더 오랜 시간 하는 능력을 기르는 데 도움이 된다. 각각의 세트에서 10~15회 반복을 완료할 수 있어야 한다.

고부하–저반복

이 운동은 순수한 파워 및 근력을 기르는 데 도움이 된다. 가파른 언덕길을 폭발적인 파워를 내어 오르거나 결승선을 향해 전력 질주할 때에는 전적인 파워가 목표의 달성에 도움이 된다. 이 운동에서 자신이 사용할 부하는 4~8회 들어 올릴 수 있는 최대 중량을 선택한다. 일반적으로 각각의 운동을 2~3세트 해야 한다. 이러한 종류의 운동은 근육량을 늘리지만 특정한 시기에 사이클리스트에게 적절하다. 이 운동을 할 때에는 대개 자신을 도와주는 사람이 필요하다.

서킷 트레이닝

이 유형은 다양한 운동을 돌아가며 하며, 각각의 세트 사이에 충분한 휴식을 취하지는 않는다. 일반적으로 이러한 종류의 운동은 전신을 단련하며, 심박수가 운동 중 내내 상승되어 있다. 서킷 트레이닝은 근력을 기를 뿐만 아니라 심폐 지구력도 향상시킨다. 이 운동은 훈련 또는 경주 도중 무산소 역치 상태에 있을 때 큰 도움이 된다.

피라미드 세트

이러한 종류의 훈련에서는 운동 중 각각의 세트가 진행되면서 부하가 증가하고(또는 감소하고) 반복이 감소한다(또는 증가한다). 운동당 3세트를 실시해야 한다. 예를 들어 표준 피라미드 운동인 경우에 첫째 세트에서 10회 반복을 할 수도 있다. 둘째 세트에서는 부하를 증가시키고 8회 반복을 한다. 셋째 세트에서는 다시 부하를 증가시키고 6회 반복을 한다.

세트1: 23kg × 10회 반복

세트2: 27kg × 8회 반복

세트3: 32kg × 6회 반복

역 피라미드 운동에서는 각각의 세트가 진행되면서 부하가 감소하고 반복이 증가한다.

세트1: 32kg × 6회 반복

세트2: 27kg × 8회 반복

세트3: 23kg × 10회 반복

편하게 연습해보고 표준 및 역 피라미드 세트를 모두 자신의 훈련 프로그램에 포함시킨다. 피라미드 운동은 대개 순수한 파워 및 근력을 기르는 데 초점을 둔다.

슈퍼세트

이 운동은 단일 세트로 하고 그 안에서 반복을 많이 한다. 세트 도중 지치기 시작하면 계속 반복할 수 있도록 부하를 감소시킨다. 통상적으로 세트는 30~40회 반복으로 이루어진다. 이 운동을 하면 매우 지치지만 지속적으로 근력과 파워를 유지하는 데 도움이 된다. 어느 시점에서든 사이클리스트라면 누구나 이러한 종류의 운동을 자신의 피트니스 센터 훈련에 포함시켜야 한다. 슈퍼세트로 한 훈련주기를 마친 후 자전거를 타보면 자신이 발휘하는 추진력에 놀랄 것이다.

워밍업, 쿨다운과 스트레칭

운동 전, 중 및 후로 몸을 잘 관리해야 한다. 피트니스 센터에 도착하면 5~15분 정도 심장 워밍업을 해야 한다. 이는 고정 자전거 또는 러닝머신과 같은 심장 워밍업 머신으로 할 수 있다. 나는 로잉머신(rowing machine)을 선호하는데, 이 기구가 모든 근육을 동시에 단련하기 때문이다. 이 책의 각 장에는 그 장에서 대상으로 하는 근육에 초점을 두는 워밍업이 간략히 소개되어 있다. 하지만 각각의 운동에서 모든 근육군을 단련하게 되므로 모든 부위가 대상이 되도록 워밍업을 해야 할 필요가 있다는 점에 유의한다.

심박수가 오르고 근육으로의 혈액순환이 충분하다고 느껴지면 10~15분 정도 스트레칭을 해야 한다. 스트레칭은 과거에 쉽고 간단했다. 코치는 다양한 운동을 돌아가며 시키고 각각의 근육을 정적으로 스트레칭 하게 한 후 경기에 나서게 했다. 그러나 내가 어릴 적 이래로 많은 변화가 있었고 스트레칭의 효과를 둘러싸고 논란이 있다(Behm 등 [2016]). 하지만 다양한 데이터로 인해서 워밍업을 소홀히 해서는 안 된다. 다음과 같은 간단한 정의를 따르면 좋은 스트레칭 프로그램을 만들 수 있다.

정적 스트레칭(static stretching, SS): 스트레칭을 하면서 동작의 끝에서 고정된 자세를 일정 시간, 대개 30~40초 동안 유지한다.

동적 스트레칭(dynamic stretching, DS): 일정 운동범위로 반복해서, 대개 10~15회 움직인다.

고유수용감각 신경근육 촉진(proprioceptive neuromuscular facilitation, PNF): 일련의 수축과 이완을 실시하며, 이완 중에 강하게 스트레칭을 한다. 이는 흔히 트레이너 또는 파트너와 함께 수행된다.

이들 스트레칭 기법의 서로 다른 조합은 상황에 따라 유익한 것으로 밝혀졌다. 예를 들어 재활 중에는 시합 전과 다른 스트레칭을 적용할 수도 있다. 나의 일반적인 권장지침은 운동에 앞서 일정 시간의 정적 스트레칭 후 동적 스트레칭을 하라는 것이다. 각각의 정적 스트레칭 자세를 최소한 30초 동안 유지해야 하고 스트레칭을 하면서 반동을 주어서는 안 된다는 점을 기억한다. 정적 스트레칭 후에는 동적 스트레칭을 하여 근육을 충분히 동원한다. 이는 운동 중 수행능력에 도움이 된다. 운동 도중 언제든지 근육 경련이나 통증을 느끼면 잠시 상태를 평가한다. 불편이 계속될 경우 운동을 중단하고 어느 정도 시간을 내어 문제의 부위를 스트레칭 한다. 운동을 마치면 다시 스트레칭을 해야 한다. 이렇게 하면 방금 마친 웨이트트레이닝의 효과가 증진된다.

훈련 프로그램의 구성

근력, 유연성과 심폐 지구력은 모두 성공적인 사이클링에 일조한다. 이 3가지가 모두 최적화될 때 완전한 체력이 이루어지므로, 전체 훈련 프로그램의 균형을 통해 최상의 체력에 도달해야 한다. 피트니스 센터 운동은 전체 훈련 프로그램의 필수적인 부분이 되어야 하며, 거기서 이룬 개선은 자전거를 탈 때 컨디션을 확실히 향상시킬 것이다. 과학적 연구들에 따르면 근력 훈련이 지구력을 향상시키는 것으로 나타났다(Vikmoen 등 [2016], Yamamoto 등 [2010]). 단지 자전거로 수 킬로미터를 더 주행하는 것으로는 충분하지 않다. 정말로 자신의 잠재력에 도달하려고 하면, 또한 웨이트트레이닝 프로그램이 필요하다. 저항운동은 근력, 혈액순환과 근육에 대한 산소 공급을 증진시킨다. 이 모든 특성은 사이클링 수행능력을 향상시킨다.

사이클링 오프시즌에 근력을 기르기 위해서는 웨이트트레이닝 운동을 주당 3번 시행하는 것을 목표로 해야 한다. 이러한 오프시즌 운동 각각을 2~3세트 실시한다. 사이클링 시즌에는 근력의 유지를 위해 저항운동을 주당 1~2세션 시행하는 것을 목표로 한다. 저항운동을 다음과 같이 3단계로 나누면 유용하다.

1. **이행기**: 저부하와 저강도 훈련 부하로 시작한다. 이렇게 하면 신체가 부하 운동에 적응할 시간이 생긴다. 인대, 관절과 근육은 고부하 웨이트트레이닝에 적응할 시간이 필요하다. 이 단계는 피트니스 센터에서 2~3주 지속한다.

2. **강화기**: 이 단계는 피트니스 센터에서 본격적인 운동을 하는 기간이다. 강화기에서는 반복을 줄이고 부하를 늘린다. 바로 파워와 근력을 기르는 단계이다. 이 단계는 2~3주 지속한다. 강화기 후에는 다시 1~2주 동안의 이행기에 들어간다. 그런 다음 다시금 강화기로 돌아간다.

3. **유지기**: 이 단계는 시즌 중에 해당한다. 더 많은 시간을 자전거를 타면서 보내고 목표는 강화기에서 이룩한 개선을 유지하는 것이다.

완전한 운동 프로그램을 제시하는 것은 이 책의 범위를 벗어난다. 차라리 목표는 적절한 웨이트트레이닝 운동과 올바른 리프팅 기법을 소개하는 것이다. 각각의 장에는 다양한 운동이 제시되어 있는데, 훈련을 진행하면서 각각의 장으로부터 골고루 선택해 운동을 다양화해야 한다. 피트니스 센터에서 시간을 가장 알차게 보내기 위해서는 다음과 같은 훈련의 일반 원칙을 따라야 한다.

- **전신을 단련한다.** 앞서 언급한 대로 단지 다리와 둔부에만 집중하면 불안정을 초래하고 부상 가능성이 있다. 최상의 운동 수행능력을 성취하기 위해서는 전신이 균형을 이루어야 한다. 그래서 이 책 각 장의 운동을 골고루 포함한 프로그램을 만들어야 한다. 이러한 프로그램은 사이클링과 관련된 모든 근육을 단련하도록 해준다. 서로 다른 운동은 서로 다른 것, 즉 유연성, 이차근육, 주동근육 또는 안정성에 다른 부하를 준다. 신체의 각 부위(팔, 몸통, 등, 둔부, 다리)를 위해서는 각각의 훈련 주기에 실시할 몇몇 운동을 골라야 한다. 또한 나는 매번 피트니스 센터에 들를 때 몸의 여러 부위를 단련하도록 추천한다. 이는 전적인 보디빌딩 프로그램과 다르다. 그러한 프로그램은 흔히 매번 피트니스 센터에 들를 때 몸의 일부 부위만 단련하도록 하며, 또한 주당 5~6번 들르게 한다. 사이클리스트는 심폐 훈련을 지속해야 하므로 주당 3일 이내로 저항운동을 실시해야 한다. 나머지 날들은 자전거를 타며 보내야 하지 않는가!

- **일관성이 성공의 비결이다.** 프로그램을 수립하고 그것을 지키려고 노력한다. 근력과 컨디션은 이전에 이룬 개선과 운동에 쌓이는 것이다. 주당 2~3번 근력 운동을 하면 파워 생성과 체력이 향상될 것이다. 시간이 별로 없으면 이전의 개선을 유지하기 위해 최소한 매주 하루 피트니스 센터에 들르도록 한다. 컨디션 하락은 최악의 적들 중 하나이다. 수 주 동안 피트니스 센터에 들르지 못하면 이전의 훈련으로 본 효

과(개선)를 상실하게 된다. 불행히도 상실은 개선보다 훨씬 더 급속히 일어나므로, 불규칙하게 피트니스 센터에 들르면 힘든 싸움을 하게 될 것이다.

• **운동 프로그램을 다양화한다.** 2~4주마다 새 훈련 프로그램을 짜서 신체가 꾸준히 스트레스 하에 놓이도록 한다. 적응이 핵심이다. 신체는 적응을 통해 근력과 체력을 향상시킨다. (자세한 설명은 『피트니스 사이클링(Fitness Cycling)』[Sovndal 2013]에 나와 있다.) 적응은 주어진 스트레스에 대한 신체의 반응이다. 우리가 할 일은 운동으로 신체에 대한 자극을 유지해 가능한 한 최대의 적응이 일어나도록 하는 것이다. 이 책은 많은 운동을 제시하므로 다양한 선택을 통해 운동을 신선하고 새롭게 할 수 있다.

• **프로그램 내에서 운동을 다양화한다.** 피트니스 센터에 갈 때 이 책의 모든 운동을 하려고 계획하는 사람은 분명 없을 것이다. (그렇게 하려면 끝도 없고 부상을 일으킬 염려가 있지 않은가!) 각각의 훈련주기에서 이 책의 각 장으로부터 골고루 일단의 운동을 선택해 전신을 단련하도록 해야 한다. 또한 프리웨이트, 머신과 짐볼을 조합해 사용하도록 해야 한다. 다양한 운동으로 훈련하면 몸에 가해지는 스트레스를 유지할 뿐만 아니라 피트니스 센터에 가는 것에 흥미를 유지할 수 있다. 실제적으로 팔 또는 다리를 개별적으로 또는 번갈아 운동할 수 있다. 이 경우 약한 쪽이 강한 쪽의 지지를 받지 못하도록 한다.

• **사이클링 자세를 반영한다.** 웨이트트레이닝 운동을 하면서 자전거 타는 자세를 반영하도록 한다. 예를 들어 카프 레이즈(calf raise) 운동에서는 사이클링 슈즈가 페달과 맞물릴 때 발을 거치하는 방식과 동일하게 발을 위치시킨다. 이렇게 하면 훈련에

서 이룩한 개선을 자전거를 탈 때 직접 적용할 수 있다. 그러나 과유불급이다. 근력은 균형이 잡혀야 관절을 안정화하고 부상을 방지하는 데 도움이 된다는 점을 기억한다.

- **자전거 타는 모습을 시각화해본다.** 피트니스 센터에서 리프팅을 하면서 해당 운동이 어떻게 사이클링과 관련되어 있는지를 생각하면 운동의 효과를 증진할 수 있다. 예를 들어 스쿼트를 할 때 자전거를 타고 전력 질주하는 모습을 생각한다. 바벨을 들고 똑바로 서려고 힘쓸 때에는 페달 밟는 동작을 통해 크랭크를 아래로 힘줘 미는 모습을 상상한다. 마지막 반복에서는 결승선에서 경쟁자를 근소한 차이로 따돌리는 자신의 모습을 그려본다. 이 책에서 각각의 운동에 대한 설명에는 사이클링 포커스(cycling focus)라는 섹션이 있어 해당 운동이 어떻게 자전거를 탈 때의 자세와 관련이 있는지를 보여준다. 그러나 위와 같은 사이클링의 시각화를 사이클링 포커스 섹션에 제시된 그림으로 국한시켜서는 안 된다. 기타 적용 가능한 사이클링 자세 및 상황을 자유로이 생각하거나 상상해보면 훈련의 효과가 더욱 커질 것이다. 이러한 시각화의 가치를 과소평가해서는 안 된다. 대부분의 프로 운동선수들은 자신의 훈련 방식에 자주 시각화를 도입한다.

운동의 유형과 종류에 관한 정보는 차고 넘친다. 나는 독자에게 운동의 동기를 부여하기 위해 수월한 접근법과 기본적인 지식을 제시하려 노력해왔다. 독자가 피트니스 센터로 향할 때 훈련의 기본 원칙을 명심했으면 한다. 철학을 가지고 집중된 훈련을 통해 운동에서 최대의 효과를 보도록 한다. 그러나 새로운 스타일의 운동이나 새로운 형태의 운동을 시도하는 데 주저해서는 안 된다. 성공의 비결은 앞서 소개한 RACE이다. 일관되게 운동을 지속하면 독자는 몸이 훈련 부하에 적응하며 보다 강해지고 빨라지는 것을 알게 될 것이다.

3 팔

ARMS

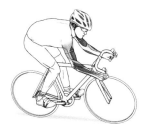

팔은 자전거와의 5개 접촉점 중 2개에 해당하고 페달을 밟는 동안 신체를 안정화하는 토대와 기반 역할을 한다. 사이클링 에서 팔은 자전거의 방향과 조종을 제어하나, 사이클리스트는 흔히 사이클링 수행능력 에 대한 상체의 기여를 간과한다.

팔이 강한 토대가 되면 사이클리스트에게 상당한 도움이 된다. 자전거를 타고 안장 에서 일어서 언덕길을 오른다고 생각해본다. 다리로 크랭크의 회전에 힘을 가하면서 팔 로는 자전거를 이리저리 흔든다. 또한 팔은 전력 질주에서 중요한 역할을 한다. 사이클 링 경주에서 결승선을 향해 전력 질주할 때 선수들의 팔에서 긴장과 근육 굴곡을 보 게 된다. 평지에서 사이클링을 할 때에도 팔은 신체의 나머지 부분을 안정화한다. 팔은 자전거를 어깨에 연결하며, 어깨는 다시 가슴, 등과 몸통을 안정화한다. 다시금 신체의 각 부분이 사이클링 수행능력에 기여한다. 이 책에서 소개하는 운동을 할 때에는 사이 클링 포커스 섹션의 정보를 이용하여 해당 운동이 어떻게 사이클링과 관련되어 있는지 를 시각화해보도록 한다.

골격 해부구조

상완골(humerus, 위팔뼈)은 상완의 유일한 뼈이다. 상완골은 위로 견갑골의 관절와(glenoid fossa, 관절오목)에 자리하여 어깨관절을 형성한다. 이 관절은 제4장에서 자세히 설명한다. 상완골은 아래로 팔꿈치의 상부를 형성한다. 하완, 즉 전완은 요골(radius)과 척골(ulna)이란 2개의 뼈로 이루어져 있다. 이 두 뼈가 상완골과 함께 팔꿈치관절을 형성한다. 척골의 주두돌기(olecranon process, 팔꿈치머리돌기)는 팔을 구부릴 때 팔꿈치에서 만져지는 둥근 구조물이다. 팔꿈치관절은 단순한 경첩관절(hinge joint)로 굴곡과 신전으로 움직인다. 굴곡은 이 관절의 각을 감소시켜 전완을 상완으로 올린다. 신전은 팔꿈치관절의 각을 증가시켜 팔을 펴게 한다. 또한 전완은 회외(supination)와 회내(pronation)로 움직여 좌우로 회전한다. 회외는 손바닥을 위로 향하게 해서 뒤치는 동작이고, 회내는 손바닥을 아래로 향하게 해서 엎치는 동작이다. 요골과 척골은 수근골(carpal, 손목뼈)과 관절을 이루어 손목관절을 형성한다. 손의 기저부에는 주상골, 월상골, 삼각골, 두상골, 대능형골, 소능형골, 유두골, 유구골이 있다. 마지막으로 중수골(metacarpal, 손허리뼈)과 수지골(phalange, 손가락뼈)이 있다.

이두근

이두근(biceps, 그림 3-1 참조)은 두 갈래로 되어 있다. 이두근의 장두(long head)는 어깨관절의 관절와에서 기시한다. 단두(short head)는 돌출된 오훼돌기(coracoid process, 부리돌기)에서 기시한다. 이 두 근육은 합쳐져 이두근의 건과 건막(aponeurosis, 근육을 뼈에 연결하는 섬유막)을 형성한다. 이두근건은 팔꿈치관절 바로 밑으로 요골의 내측 부위 결절에서 정지한다. 이두근이 활성화되면 팔꿈치관절의 굴곡을 일으킨다. 그 정지 부위 때문에 이두근은 전완의 회외(전완이 회전해 손바닥이 위로 향하는 동작)도 일으킨다.

이두근 외에 2개의 또 다른 팔꿈치관절 굴근이 있다. 상완근(brachialis)은 상완골의 전방 하부를 따라 기시하여 팔꿈치관절을 지나 척골의 상단부에서 정지한다. 이두근은 요골을 당기고 상완근은 척골을 당기므로, 둘은 협력하여 팔꿈치를 강하게 굴곡시킨다. 상완요골근(brachioradialis)은 상완골의 하부 외측에서 기시하여 줄곧 전완을 따라 내려가 손목관절 바로 위 요골에서 정지한다.

오훼완근(coracobrachialis)은 눈에 잘 띄지 않아 흔히 간과되는 근육이다. 이 근육의 주된 역할은 상완골을 내전시키는 것이다. 내전(adduction)은 팔을 중심부에 가깝게 움직이는 동작이다. 이두근처럼 오훼완근도 오훼돌기에서 기시하여 상완골의 중간

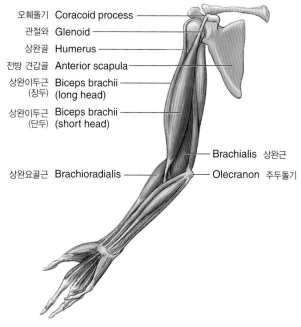

그림 3-1. 이두근, 상완근과 상완요골근

내측 부위에서 정지한다.

삼두근

그 이름이 의미하듯이 삼두근(triceps)은 장두(long head), 내측두(medial head), 외측두(lateral head) 등 세 갈래로 되어 있다(그림 3-2 참조). 삼두근의 장두는 견갑골의 관절와 바로 밑에서 기시한다. 내측두는 기시부가 가장 광범위해 상완골의 내측 및 후방면을 줄곧 따라가면서 기시한다. 외측두는 상완골의 상부 후방면을 따라 기시한다. 이들 세 근육은 합쳐져 총삼두근건(common triceps tendon)을 형성해 척골의 주두돌기에 부착된다. 팔꿈치관절의 굴곡은 세 근육(이두근, 상완근과 상완요골근)이

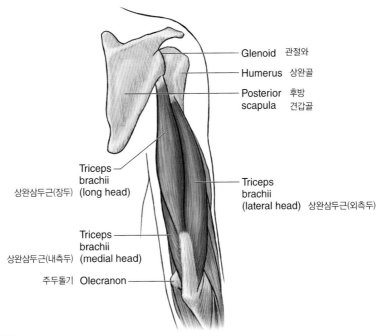

Glenoid 관절와
Humerus 상완골
Posterior 후방
scapula 견갑골

Triceps
brachii
(long head)
상완삼두근(장두)

Triceps
brachii
(lateral head) 상완삼두근(외측두)

Triceps
brachii
(medial head)
상완삼두근(내측두)

주두돌기 Olecranon

그림 3-2. 삼두근

수행하는 반면, 팔꿈치관절의 신전은 삼두근만이 일으킨다. 골절이 발생해 주두돌기가 전위되면 삼두근이 지렛대의 받침점을 잃어 팔꿈치를 펼 수 없다. 불행히도 이 뼈는 사람이 팔꿈치를 대며 넘어질 때 최초로 접촉하는 부위이기 때문에 골절을 일으키는 경우가 다소 빈번하다. 완전한 회복을 촉진하기 위해서는 수술적 교정이 필요할 수도 있다.

전완

전완은 해부구조가 아주 복잡한 부위이다. 손목, 손과 손가락은 수많은 동작을 하기 때문에, 복잡하게 배열된 근육들이 이 작은 부위에 들어차 있다. 단순히 말하면 이들 근육은 전완의 손바닥 쪽에 있는 굴근군과 전완의 반대쪽 혹은 배측(背側)에 있는 신근군으로 나눌 수 있다(그림 3-3 참조). 손목과 손가락의 움직임 외에, 전완의 두 뼈는 앞서 논의하였듯이 회전할 수 있다. 회외근(spinator)과 이두근은 전완을 회외시켜 손바닥을 뒤친다. 방형회내근(pronator quadratus)과 원회내근(pronator teres)은 전완을 회내시켜 손바닥을 엎친다. 손목과 손가락의 기타 근육은 다음과 같이 나눌 수 있다.

손목 굴근: 요측수근굴근(flexor carpi radialis), 장장근(palmaris longus), 척측수근굴근(flexor carpi ulnaris)

손가락 굴근: 천지굴근(flexor digitorum superficialis), 심지굴근(flexor digitorum profundus), 장무지굴근(flexor pollicis longus)

손목 신근: 장요측수근신근(extensor carpi radialis longus), 단요측수근신근(extensor carpi radialis brevis), 척측수근신근(extensor carpi ulnaris)

손가락 신근: 지신근(extensor digitorum), 소지신근(extensor digiti minimi), 시지신근(extensor indicis), 장무지신근(extensor pollicis longus), 단무지신근(extensor pollicis brevis)

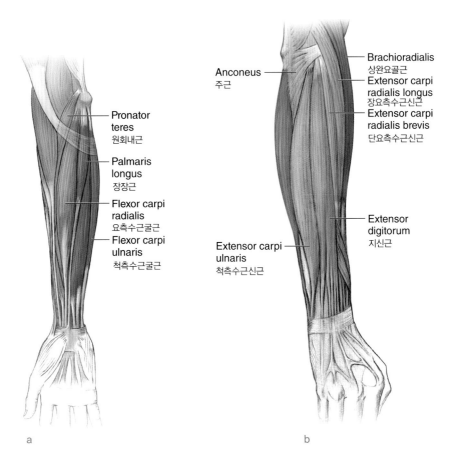

그림 3-3. 전완 근육: (a) 굴근과 (b) 신근.

워밍업과 스트레칭

리프팅을 시작하기 전에 최소한 10~15분 정도 워밍업을 한다. 특히 팔의 워밍업에 중점을 두도록 한다. 핸들이 움직이는 일립티컬 머신(elliptical machine) 또는 로잉머신(rowing machine)을 사용하면 팔로 가는 혈액순환이 효과적으로 이루어진다. 또한 푸시업(무릎을 바닥에 댄 채), 철봉 매달리기(bar hang)와 팔 회전(arm rotation)을 해도 된다. 아울러 리프팅 전에 이두근, 삼두근과 전완을 가볍게 스트레칭 해야 한다. 나무 막대 또는 빗자루가 있으면 어깨에 올려놓고 좌우로 회전시킨다. 또한 머리로 8자 모양 동작을 수행하면 어깨와 목의 근육을 이완시키고 수축시킬 수 있다.

스탠딩 바벨 컬
Standing Barbell Curl

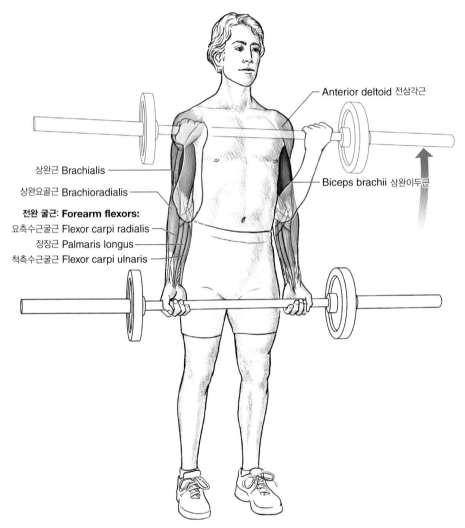

Anterior deltoid 전삼각근

상완근 Brachialis

상완요골근 Brachioradialis

전완 굴근: Forearm flexors:

요측수근굴근 Flexor carpi radialis

장장근 Palmaris longus

척측수근굴근 Flexor carpi ulnaris

Biceps brachii 상완이두근

운동 방법

1. 양발을 어깨너비로 벌리고 무릎을 약간 구부린 채 선다. 양팔을 아래로 뻗은 채 어깨너비로 벌린 언더핸드 그립으로 바벨을 잡는다.
2. 팔꿈치를 몸의 양옆에 밀착시킨 상태를 유지하면서 바를 어깨로 감아올린다. 팔꿈치관절을 축으로 양팔을 감아올리고 팔꿈치를 몸에서 떼지 않는다.
3. 바벨을 내려 양팔이 다시 펴진 자세가 되도록 한다.

⚠️ **안전수칙:** 운동 중 등을 곧게 펴고 움직이지 않는 상태를 유지해야 한다. 바벨을 들어 올리는 것을 돕기 위해 몸을 흔들어서는 안 된다. 이러한 움직임은 등에 부상을 초래할 수 있다. 또한 팔 근육의 구분훈련을 방해한다.

관련근육

주동근육: 상완이두근

이차근육: 상완근, 상완요골근, 전삼각근, 전완 굴근(요측수근굴근, 장장근, 척측수근굴근)

사이클링 포커스

일단 자전거에 올라타 안장에서 일어서면 양팔의 지지와 힘을 느끼게 된다. 페달을 돌릴 때마다 양팔이 자연히 양옆으로 움직이는 자전거를 안정시킨다. 이두근의 작용이 내달리는 다리로부터 오는 힘에 대응하도록 도와준다. 이러한 양팔의 기여가 의심된다면 온힘을 다해 언덕길을 오르는 동안 한 손을 핸들에서 떼어보도록 한다(넘어지지는 말고!). 바벨 컬 운동을 할 때에는 자신이 핸들을 당기고 다리로는 페달을 힘껏 밟는 모습을 상상해본다. 양팔은 핸들 너비로 벌려 사이클링 자세를 반영한다. 이두근을 더 잘 구분훈련시키기 위해서는 운동을 반복하는 동안 몸통을 흔들지 않아야 한다. 하지 운동을 향상시키기 위해서는 안정원반(stability disk) 위에 서보도록 한다. 안정원반은 하지와 몸통의 작은 안정근을 모두 훈련시킨다. 이는 자전거를 타다 피로해질 때 자세를 유지하는 데 도움이 된다.

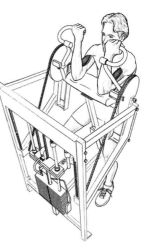

응용운동 머신 컬
Machine Curl

프리웨이트를 다루는 것이 불편하다고 느낀다면 운동 머신이 유용하다. 머신의 그립을 잡고 팔등을 패드에 단단히 댄다. 의자의 높이를 조정하여 양팔이 패드에 편하게 놓이도록 하고 등이 굽지 않게 한다. 팔꿈치를 구부려 그립을 어깨로 올린다. 그런 다음 시작 자세로 되돌아간다. 이러한 머신들 중 일부에는 한 번에 한 팔만 운동하게 하는 대안도 있다.

덤벨 컬
Dumbbell Curl

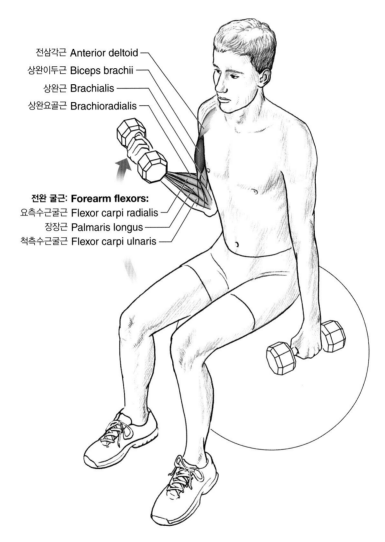

전삼각근 Anterior deltoid
상완이두근 Biceps brachii
상완근 Brachialis
상완요골근 Brachioradialis

전완 굴근: **Forearm flexors:**
요측수근굴근 Flexor carpi radialis
장장근 Palmaris longus
척측수근굴근 Flexor carpi ulnaris

운동 방법

1. 짐볼 또는 벤치에 앉아 양손에 덤벨을 쥔다. 양팔은 몸의 양옆에서 쭉 뻗고 엄지손가락은 전방을 향하게 한다.

2. 한쪽 손의 덤벨을 그쪽 어깨로 올린다(손바닥이 위로 향하게 한다).

3. 덤벨을 내려 팔을 펴진 자세로 되돌린 다음, 반대쪽에서 반복한다.

관련근육

주동근육: 상완이두근
이차근육: 상완근, 상완요골근, 전삼각근, 전완 굴근(요측수근굴근, 장장근, 척측수근굴근)

사이클링 포커스

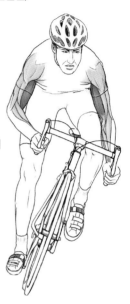

전력 질주하면 사이클리스트는 최고의 파워를 내게 된다. 방향을 제어하면서 최대의 파워를 전달하기 위해서는 사이클리스트가 핸들에 강한 대항력을 적용해야 한다. 덤벨 컬과 아래의 콘센트레이션 컬(concentration curl) 운동은 전력 질주를 하는 동안 핸들을 당기는 데 사용되는 근육들의 구분훈련에 도움이 된다. 팔을 교대로 감아올릴 때마다 비슷하게 핸들을 좌우로 리드미컬하게 당기는 동작을 상상해야 한다. 감아올리는 동작을 하면서 덤벨을 꽉 쥐는 데도 집중해야 한다. 이는 전완 굴근을 훈련시키고 사이클링에 필요한 악력(grip strength)을 향상시키는 데 도움이 된다.

응용운동 콘센트레이션 컬
Concentration Curl

벤치 또는 짐볼의 가장자리에 앉는다. 한 팔로 덤벨을 들고 팔꿈치를 편다. 팔등을 내측 대퇴에 댄다. 덤벨을 어깨로 감아올리고 천천히 시작 자세로 되돌린다. 운동 중에 몸통을 움직이지 않아야 한다. 이 운동은 상완근을 목표로 하는 데 도움이 된다.

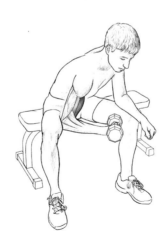

하이 케이블 컬
High Cable Curl

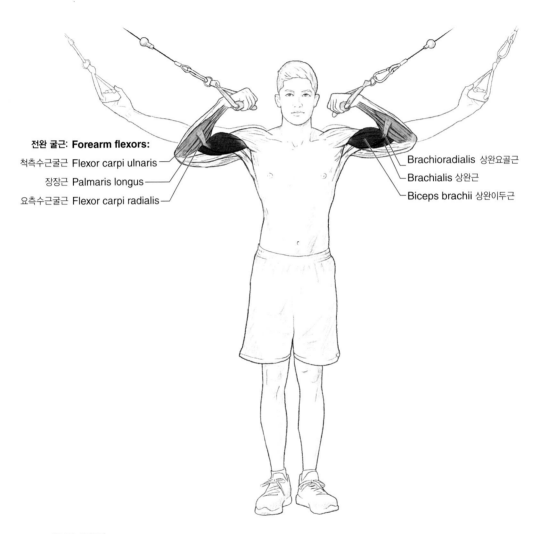

전완 굴근: **Forearm flexors:**

척측수근굴근 Flexor carpi ulnaris
장장근 Palmaris longus
요측수근굴근 Flexor carpi radialis

Brachioradialis 상완요골근
Brachialis 상완근
Biceps brachii 상완이두근

운동 방법

1. 두 하이 풀리 사이에서 양손을 십자가상 자세로 내뻗은 채 선다. 손바닥을 위로 향하게 해서 풀리의 손잡이를 잡는다.
2. 천천히 팔꿈치를 구부려 손잡이를 관자놀이 쪽으로 가져간다.
3. 손잡이를 시작 자세로 되돌린다(양팔을 펴고 십자가상 자세로 되돌아간다).

관련근육

주동근육: 상완이두근, 상완근
이차근육: 상완요골근, 전완 굴근(요측수근굴근, 장장근, 척측수근굴근)

사이클링 포커스

나는 그레그 르몬드(Greg LeMond)가 최종 역주에서 숀 켈리(Sean Kelly)를 꺾고 1989년 월드챔피언십을 거머쥔 날을 결코 잊지 못할 것이다. 이 경기의 사진을 보면 그레그 르몬드의 얼굴에서 의기양양한 모습뿐만 아니라 그의 두드러진 이두근에 주목하게 된다. 이전에 언급하였듯이 사이클링에서 최대의 성과를 이끌어 내려면 전신이 기여해야 한다. 핸들을 당기는 것은 엄청난 힘을 요할 수 있는데, 하이 케이블 컬 운동은 이두근의 근력을 연마하도록 돕는다. 이 운동에서 천천히 풀리의 손잡이를 어깨로 가져가면서 자신이 결승선을 향해 전력 질주하는 모습을 상상해본다. 운동을 반복할 때마다 자신이 최후의 승리에 가까워진다고 생각해본다. 자세가 가장 중요하다는 점을 기억한다. 종료 자세에서 머리를 앞으로 밀거나 팔을 아래로 휙 움직여서는 안 된다. 자전거를 타다 피로해질 때라도 동작은 부드럽고 유연해야 한다. 피트니스 센터에서의 운동도 마찬가지이다. 운동 내내 적절한 동작 및 자세를 유지한다.

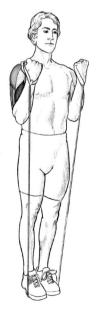

응용운동　저항 밴드 컬
Resistance Band Curl

저항밴드를 사용해 팔을 내린 자세에서 감아올리는 운동(low arm curl)을 수행한다. 줄넘기처럼 저항밴드를 잡고 밴드 위에 선다. 팔꿈치를 몸의 양옆에 밀착시킨 상태를 유지하고 가슴 앞쪽으로 감아올리는 동작을 한다. 이는 여행할 때 하기 좋은 운동인데, 밴드는 짐 꾸리기가 쉽고 여러 운동에 사용할 수 있기 때문이다.

시티드 케틀벨 익스텐션
Seated Kettlebell Extension

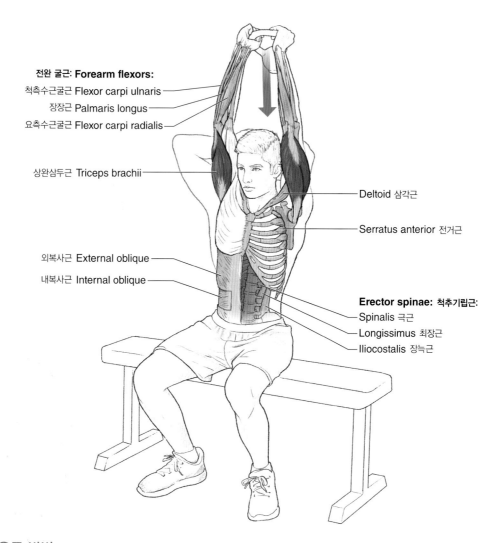

전완 굴근: **Forearm flexors:**
척측수근굴근 Flexor carpi ulnaris
장장근 Palmaris longus
요측수근굴근 Flexor carpi radialis

상완삼두근 Triceps brachii

외복사근 External oblique
내복사근 Internal oblique

Deltoid 삼각근

Serratus anterior 전거근

Erector spinae: 척추기립근:
Spinalis 극근
Longissimus 최장근
Iliocostalis 장늑근

운동 방법

1. 벤치에 똑바로 앉아 양손으로 케틀벨을 머리 위로 뻗어 든다. 등 하부가 약간 아치를 이루게 한 채 중심부를 수축시킨다.

2. 몸에 부딪치지 않게 조심하면서 천천히 팔꿈치를 구부려 케틀벨을 머리 뒤로 내린다.

3. 팔꿈치를 180도로 펴서(팔을 펴서) 케틀벨을 다시 수직의 시작 자세로 내민다.

관련근육

주동근육: 상완삼두근

이차근육: 삼각근, 척추기립근(극근, 최장근, 장늑근), 전완 굴근(요측수근굴근, 장장근, 척측수근굴근), 전거근, 내/외복사근

사이클링 포커스

이 운동은 삼두근을 구분훈련시키면서 아울러 중심부 안정성을 길러준다. 양팔로 케틀벨을 내리고 올리는 동작에서 몸이 흔들리지 않게 잡아주기 위해서는 등과 배가 균형을 유지해야 한다. 삼두근은 오랜 사이클링 중에 상지에서 힘써 작용하는 근육이다. 사이클리스트가 장거리를 매우 빠른 속도로 꾸준히 주행할 때, 삼두근은 자전거 타는 자세를 유지시킨다. 훈련을 일관되게 하면 당신의 모든 노력에 대한 결실을 보게 될 것이다.

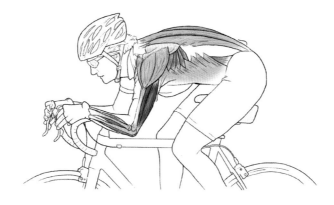

응용운동 싱글-암 시티드 트라이셉스 익스텐션
Single-Arm Seated Triceps Extension

앞의 운동과 동일한 방식으로 운동하되, 다만 한 손으로 보다 가벼운 케틀벨 또는 덤벨을 든다. 이 운동은 외측 삼두근에 초점을 둘 뿐만 아니라 비대칭으로 인해 중심부 근육을 수축시키기도 한다.

트라이셉스 푸시다운
Triceps Push-Down

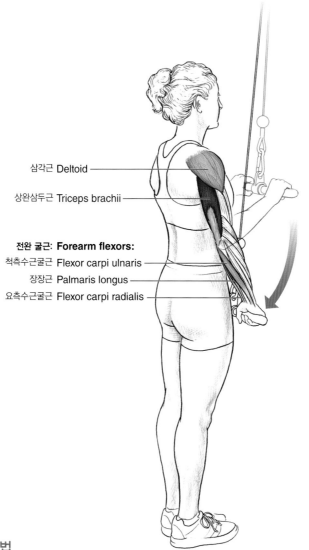

삼각근 Deltoid

상완삼두근 Triceps brachii

전완 굴근: **Forearm flexors:**
척측수근굴근 Flexor carpi ulnaris
장장근 Palmaris longus
요측수근굴근 Flexor carpi radialis

운동 방법

1. 하이 풀리를 향해 서서 오버핸드 그립으로 스트레이트 바 손잡이를 잡는다. 양손은 어깨너비로 벌려야 한다.

2. 바를 가슴 높이로 둔 채 시작해 천천히 팔꿈치를 신전시켜 양손이 넓적다리 상부의 앞쪽으로 내려가도록 한다.

3. 팔꿈치를 몸의 양옆에 밀착시킨 상태를 유지하면서 천천히 시작 자세로 되돌아간다.

관련근육

주동근육: 상완삼두근
이차근육: 삼각근, 전완 굴근(요측수근굴근, 장장근, 척측수근굴근)

사이클링 포커스

도로용 자전거를 타는 가장 흔한 자세들 중 하나는 핸들의 평평한 톱 부분을
잡는 것이다. 이는 더 오랜 기간 훈련하면서 매우 편안한 자세가 될 것이다. 그러나
이러한 자세로 사이클링을 할 때에는 핸들 위로 몸이 기울어져 삼두근이 끊임없이
스트레스를 받는다. 그러므로 사이클리스트라면 누구나 삼두근을 잘
단련해야 한다. 트라이셉스 푸시다운 운동은 이렇게 자전거를 타면서
양손을 핸들바 톱에 올려놓는 기본자세를 반영하고 앞으로 있을
사이클링 훈련에 대비하게 해준다. 운동 중에 양손을 마치 핸들
위에 두는 것처럼 위치시키도록 한다. 피트니스 센터에서 이러한
운동을 제대로 몇 세트 하면 사이클링 중 팔의 피로를 없애는
데 도움이 된다. 근육계 전체가 균형을 이루고 사이클링 자세를
지지해야 한다는 점을 기억한다. 삼두근이 약하면 어깨와 등 하부가
과다보상하게 되어 피로와 불편을 유발할 수 있다.

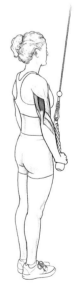

응용운동 로프 푸시다운
Rope Push-Down

스트레이트 바를 사용하는 대신 로프 손잡이로 앞의 운동을 해본다. 이 응용운동은 팔꿈치를
신전시켜 로프를 당겨 내리면서 손목의 회내를 강조하게 된다. 또한 이는 삼두근의 외측두를
목표로 하는 추가 효과가 있다. 이 운동은 앞서 설명하였듯이 핸들을 잡고 있는 것과 마찬가
지로 해야 한다. 그러나 팔꿈치를 신전시켜 양팔이 거의 펴졌을 때 로프의 양끝을 외측으로
약간 당겨야 한다(로프의 각을 둔각으로 만든다).

스탠딩 오버헤드 케이블 트라이셉스 익스텐션
Standing Overhead Cable Triceps Extension

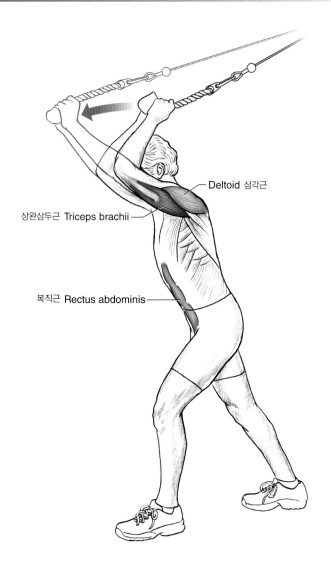

Deltoid 삼각근

상완삼두근 Triceps brachii

복직근 Rectus abdominis

운동 방법

1. 하이 풀리의 로프 손잡이를 사용하며, 풀리 머신의 반대쪽을 향해 서서 양손으로 로프를 머리 위로 잡는다. 팔꿈치는 구부리고 양손은 머리 뒤에 두어야 한다.

2. 몸통을 앞쪽으로 45도까지 기울인다. 한 발을 앞으로 그리고 다른 발을 뒤로 두어 몸을 안정시킨다.

3. 상완을 움직이지 않으면서 팔꿈치를 신전시켜 로프를 앞으로 당겨 양팔이 펴지고 지면과 평행하도록 한다.
4. 시작 자세로 되돌아간다. 세트마다 앞발과 뒷발의 위치를 교대한다.

관련근육

주동근육: 상완삼두근
이차근육: 삼각근, 복직근

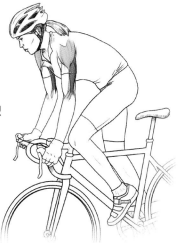

사이클링 포커스

앞서 언급하였듯이 대부분의 사이클링 자세는 삼두근의 활성화에 달려 있
다. 이 운동과 이전 운동의 사이클링 포커스에서 그림으로 나타낸 2명의
사이클리스트는 자전거를 타는 자세가 약간 다르며(공통적이기도 하지
만), 둘 다 삼두근에 의지해 지지를 받는다. 스탠딩 오버헤드 케이블 트라
이셉스 익스텐션 운동은 향후 모든 사이클링 훈련에 대비하도록 도와
준다. 자전거를 탈 때 적절한 자세를 취한다면 팔꿈치가 약간 구부러
진다. 체중을 버티며 이러한 굴곡을 유지하려면 삼두근이 잘 발달되어
있어야 한다. 아울러 페달을 돌릴 때마다 자전거는 좌우로 약간 흔들린
다. 양팔과 삼두근이 이와 같은 움직임을 억제하고 안정시킨다. 자전거의 측방 움직임을 제한하면 전방 추진력
이 증가한다. 이 운동의 또 다른 이점은 모든 훈련의 결실을 거두었을 때 우승 트로피를 머리 위로 번쩍 들어
올리도록 해준다는 것이다.

응용운동 라잉 트라이셉스 익스텐션
Lying Triceps Extension

벤치 위에 등을 평평하게 댄 채 누워 팔꿈치를 펴고 바를 가슴
위로 잡는다. 그립은 꽤 좁게 잡아 양손을 어깨너비보다 약간
더 가깝게 벌려야 한다. 상완(상완골)을 수직으로 유지하면서
팔꿈치를 구부려 바를 이마 바로 위로 내린다. 천천히 팔꿈치를 신전시켜
시작 자세로 되돌아간다.

리버스 바벨 컬
Reverse Barbell Curl

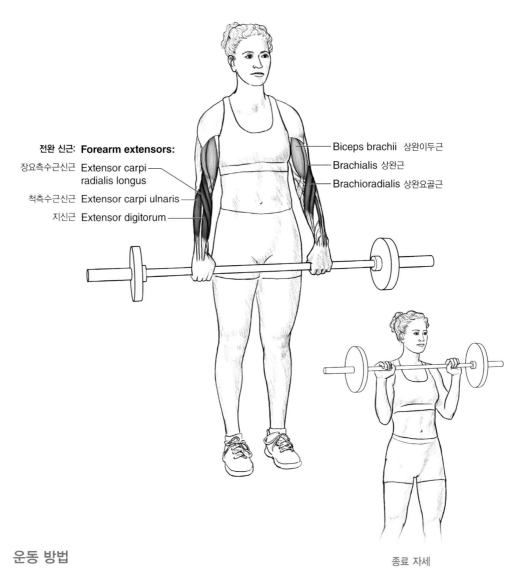

전완 신근: **Forearm extensors:**

장요측수근신근 Extensor carpi radialis longus

척측수근신근 Extensor carpi ulnaris

지신근 Extensor digitorum

Biceps brachii 상완이두근

Brachialis 상완근

Brachioradialis 상완요골근

종료 자세

운동 방법

1. 양손을 어깨너비로 벌리고 손바닥을 아래로 향하게 한 채 바벨을 잡는다. 팔꿈치를 편 채 바벨을 다리의 앞쪽에 댄다.

2. 팔꿈치를 몸의 양옆에 밀착시킨 상태를 유지하면서 팔꿈치를 굴곡시켜 바벨을 어깨로 들어 올린다.

3. 바를 다시 시작 자세로 내린다(팔꿈치를 신전시킨다).

4. 전완 훈련을 증가시키려면, 바를 들어 올리는 동작을 반복할 때마다 손목을 뒤로 구부리면 된다.

관련근육

주동근육: 전완 신근(장요측수근신근, 척측수근신근, 지신근), 상완요골근
이차근육: 상완이두근, 상완근

사이클링 포커스

사이클리스트들은 흔히 심한 내리막길을 지나고 나서 자신의 팔이 얼마나 피로한지를 알고 놀란다. 길고 기술을 요하는 내리막길은 전완과 악력의 한계를 시험한다. 리버스 바벨 컬 운동은 그립을 강화하고 핸들 조종을 향상시킨다. 이 운동에서 팜다운 그립(plam-down grip)으로 바를 잡는 것은 사이클링 자세를 반영한다. 도로에 떨어진 일부 파편을 건너뛰기 위해 버니홉(bunny hop, 토끼 뜀)을 하거나 도로의 위험한 부분을 넘기 위해 앞바퀴를 당기려면 바로 이 운동이 훈련시키는 근육을 사용해야 한다. 피트니스 센터에서 이 운동을 할 때에는 자신이 숨어 있는 위험물을 피하기 위해 자전거를 공중으로 급히 들어 올리는 모습을 상상해본다.

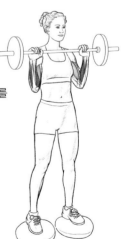

응용운동 안정원반 리버스 바벨 컬
Reverse Barbell Curl on Stability Disks

안정원반 위에 서서 앞의 운동을 하면 중심부, 등과 하지 근육에 추가로 강조점을 두게 된다. 이 책에서 소개하는 많은 운동에 안정원반을 추가하면 난이도를 증가시킬 수 있다.

응용운동 리버스 덤벨 컬
Reverse Dumbbell Curl

바벨 대신 덤벨을 사용해 앞의 운동을 할 수도 있다. 이렇게 하면 근육이 더욱 구분훈련되어 어느 한쪽에 치우치지 않도록 한다.

리스트 익스텐션
Wrist Extension

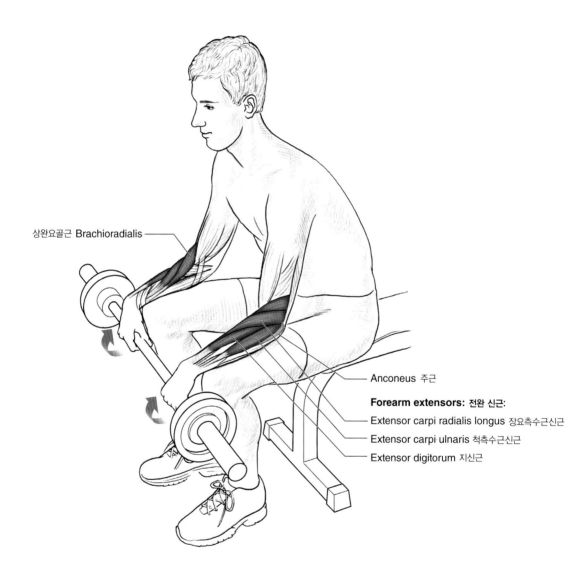

상완요골근 Brachioradialis

Anconeus 주근

Forearm extensors: 전완 신근:
Extensor carpi radialis longus 장요측수근신근
Extensor carpi ulnaris 척측수근신근
Extensor digitorum 지신근

운동 방법

1. 벤치에 앉아 팜다운 그립으로 바벨을 잡는다. 전완은 넓적다리에 얹는다.
2. 손목을 바닥 쪽으로 굴곡시켜 바벨을 내린다.

3. 중립의 시작 자세를 지나 천장 쪽으로 손목을 신전시켜 바벨을 가능한 한 높이 올린다(전완은 넓적다리에 댄 상태를 유지한다).

4. 가장 낮은 바벨 위치로 되돌아간다.

관련근육

주동근육: 전완 신근(척측수근신근, 지신근, 단요측수근신근, 장요측수근신근), 상완요골근

이차근육: 악력 관련 근육(천지굴근, 심지굴근, 장무지굴근), 주근

사이클링 포커스

악력은 안전과 자전거의 핸들 조종에 매우 중요하다. 거친 도로를 언제 만날지는 알수가 없다. 대부분의 사이클리스트는 움푹 팬 곳이나 비포장도로가 갑자기 나타나 핸들을 거의 놓칠 뻔한 경우처럼 겁나는 순간을 경험해보았을 것이다. 그 유명한 파리-루베(Paris-Roubaix)에서의 사이클링을 상상해보고 사이클리스트들이 전완에서 경험해야하는 통증과 피로에 대해 생각해본다. 우리들은 대부분 그러한 극한 상황에 처하지는 않으나, 악력과 전완 근력을 단련하면 자전거의 핸들 조종이 향상되고 핸들을 놓칠 가능성이 줄어든다.

응용운동 리스트 롤러 팜다운 (스핀들 와인드)
Wrist Roller Palms Down (Spindle Wind)

많은 피트니스 센터에는 중간에 로프 또는 체인이 달린 작고 둥근 굴대가 있다. 로프의 맨 끝에 작은 웨이트 플레이트를 고정시킨다. 양팔을 내뻗어 몸의 앞쪽으로 곧게 펴지도록 한다. 양손으로 굴대를 잡되 팜다운 그립을 사용한다. 로프를 굴대에 감아 웨이트를 바닥에서 들어 올린다. 이는 전완 신근을 단련하고 아울러 삼각근에도 좋은 단련이 된다.

리스트 컬
Wrist Curl

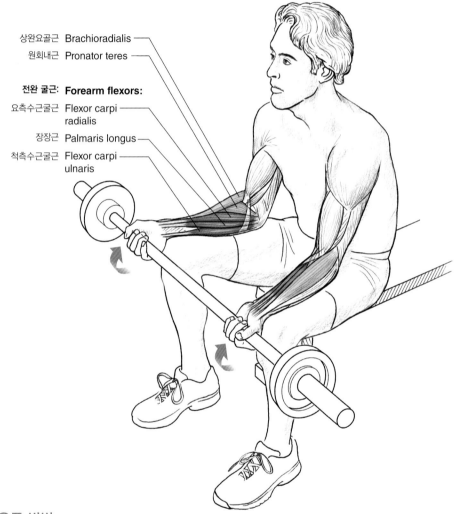

상완요골근 Brachioradialis
원회내근 Pronator teres

전완 굴근: Forearm flexors:
요측수근굴근 Flexor carpi radialis
장장근 Palmaris longus
척측수근굴근 Flexor carpi ulnaris

운동 방법

1. 벤치에 앉아 팜업 그립(palm-up grip)으로 바벨을 잡는다. 전완의 등을 넓적다리에 얹는다.

2. 손목을 바닥 쪽으로 신전시켜 바벨을 내린다.

3. 중립의 시작 자세를 지나 천장 쪽으로 손목을 굴곡시켜 바벨을 가능한 한 높이 올린다(전완의 등은 넓적다리에 댄 상태를 유지한다).

관련근육

주동근육: 전완 굴근(요측수근굴근, 장장근, 척측수근굴근)
이차근육: 악력 관련 근육(천지굴근, 심지굴근, 장무지굴근), 상완요골근, 원회내근

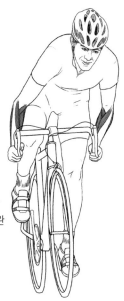

사이클링 포커스

전력 질주를 하는 동안 사이클리스트는 핸들바 드롭을 잡고 안장에서 일어설
것이다. 그리고 페달을 밟을 때마다 다리에서 생성되는 회전력(torque)에 대응하기
위해 강력하게 양손을 뒤로 당기게 된다. 또한 결승선을 향해 자전거를 몰아가기
위해 체중이 앞으로 쏠리게 된다. 전력 질주 동작은 전신을 긴장시킨다. 전완이라고
예외는 아니다. 리스트 컬 운동은 특히 이러한 근육을 목표로 해서 악력과 전완
근력을 증가시킨다.

응용운동 리스트 롤러 팜업 (스핀들 와인드)
Wrist Roller Palms Up (Spindle Wind)

이전 운동에서 소개한 리스트 롤러 응용운동은 전완 굴근의 강화에도 사용할 수 있다. 팜다운 그립 대신 팜업
그립으로 굴대를 잡는다. 양팔은 팔꿈치를 약간 구부린 상태로 유지한다. 이는 이두근의 단련에도 도움이 된
다. 로프를 굴대에 감아올린 다음, 굴대를 풀어 웨이트를 다시 지면으로 내린다.

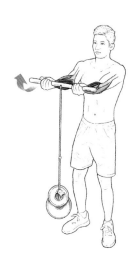

4 어깨와 목

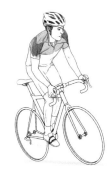

자전거를 타는 동안 어깨는 계속 긴장되어 있다. 양팔과 몸통을 연결하는 주요 구조물로서 어깨는 상체의 하중을 끊임없이 지지한다. 자전거를 타는 자세에 상관없이(서든, 앉든, 혹은 전력 질주하든) 어깨는 중력에 대항한다. 아울러 언덕길을 오르거나 전력 질주를 하는 등 고강도의 노력을 기울이는 동안 사이클리스트는 페달에 가해지는 다리와 엉덩이의 힘에 대응하기 위해 핸들을 강하게 당긴다. 그래서 이 장은 어깨와 목의 강화에 훈련의 초점을 맞춘다. 이러한 훈련은 자세의 지지를 도울 뿐만 아니라 파워를 생성하는 토대를 제공한다.

삼각근(deltoid)은 어깨의 강력한 움직임에 관여하는 주동근육이다. 이 장의 운동들은 삼각근의 전방, 중간 및 후방처럼 서로 다른 기능을 하는 부위에 초점을 둔다. 또한 이 장은 회전근개(rotator cuff: 극상근, 극하근, 소원근과 견갑하근)를 특정해 강화하는 운동도 소개한다. 많은 운동선수는 이러한 근육군의 역할을 충분히 이해하지 못한 채 '회전근개'란 용어를 사용한다. 회전근개는 어깨관절을 안정화해 정렬하면서 보다 큰 근육군이 고저항 운동을 수행하도록 한다. 회전근개는 삼각근과 승모근만큼 눈에 띄지 않으므로 피트니스 센터에서 훈련할 때 이 근육을 간과하는 경우가 종종 있다. 그러나 회전근개는 어깨의 적절한 기능 및 수행에 중요하다는 점은 아무리 강조해도 지나치지 않다. 따라서 이 근육군의 단련을 잊고 지나가는 실수를 해서는 안 된다. 탄력 있고 강한 회전근개는 통증과 부상을 방지하는 데 중요하다.

목도 자전거를 타는 동안 힘든 일을 해낸다. 핸들의 후드, 톱 또는 드롭 중 어디를 잡고 사이클링을 하든 목은 대부분의 시간에 신전된 자세로 있다. 이러한 자세는 판상근(splenius)과 목의 기타 신근을 긴장시킨다. 이 장의 끝부분으로 가면 이런 근육군을 강화하는 운동이 소개되어 있다. 이전에 언급하였듯이 적절한 대칭과 균형을 유지하도록 훈련해야 한다. 척추 정렬의 보호를 돕기 위해 목의 주요 굴근인 흉쇄유돌근(sternocleidomastoid)을 강화하는 운동도 소개되어 있다.

나는 목에 이상이 생긴 많은 운동선수를 치료해왔다. 그 원인은 다양할 수 있지만 가장 흔한 두 가지 주범은 과다훈련과 나쁜 사이클링 자세이다. 훈련 프로그램을 진전시킬 때에는 서두르지 않아야 한다. 사이클링 주행량을 늘릴 때에는 회복 일수를 충분히 잡아 몸이 적응할 시간을 주어야 한다. 'RACE', 즉 휴식, 책임성, 일관성과 효율성을 상기하라. 근력 향상은 휴식하고 운동에서 회복하는 동안에 일어난다. 목의 통증과 이상은 사이클리스트를 쇠약하게 할 수 있으므로 부상을 방지하도록 노력하는 것이 최선의 방법이다. 피트니스 센터에서 목을 강화하는 데 시간을 투자하면 훈련 중 목에 가해지는 긴장에 대한 대비가 좋아진다.

어깨와 목은 자전거를 타는 동안 내내 혹사당하므로 적절한 자세가 무엇보다 중요하다. 제1장에서 논의하였듯이 자전거의 피팅(fitting)을 잘하도록 한다. 몸이 너무 앞으로 쏠리거나 핸들이 너무 낮으면 일찍 피로해지고 부상을 당할 가능성도 있다. 자신에게 최적인 피팅을 할 때에는 항상 편안함과 운동 수행능력(또는 공기역학)을 절충해야 하는 문제가 있다. 훈련을 시작하기 전에 자신의 자세를 미세 조정하는 시간을 가진다. 피팅이 걱정된다면 현지 자전거 소매점 또는 클럽에 들러 자전거 피터(fitter)를 알아본다. 전문적인 자전거 피팅에 지불하는 돈은 흔히 아깝지 않다. 아울러 『피트니스 사이클링(Fitness Cycling)』(Sovndal, 2013)에서 자전거 피팅을 다룬 제14장을 참조한다.

사이클리스트가 적절하게 훈련하고 자세가 완벽하더라도 사이클링 자세는 본질상 결국 목과 어깨를 긴장시키기 시작한다. 몸을 앞으로 숙이고 머리를 드는 자세는 점차 목과 어깨의 근육에 불균형을 초래한다. 수년간 사이클링을 하면 경추 만곡이 심해지고 추간판 공간이 후방에서 좁아진다. 양팔은 핸들로 뻗어 있고 흉추는 앞으로 구부러져 있기 때문에 견갑골이 전방과 하방으로 회전하게 된다. 이로 인해 어깨관절을 안정화하는 근육이 긴장하기 시작한다. 사이클리스트는 훈련하고 사이클링 경력을 쌓아가면서 이러한 변화에 대처하는 노력을 기울여야 한다. 그때그때 문제를 처리하도록 해서 조그만 문제가 큰 문제로 확대되지 않게 한다.

이 장은 사이클링에서 사용하는 주동근육뿐만 아니라 위와 같은 해로운 변화를 방지하도록 균형을 잡아주는 근육을 훈련시키는 데 도움이 된다.

어깨관절

어깨는 상완골의 상단부와 견갑골에 의해 형성되는 복잡한 볼-소켓관절(ball-and-socket joint)이다. 기타 볼-소켓관절(고관절)과 비슷하게 어깨는 그 구조상 가동성이 크다(그림 4-1). 어깨에서는 다음과 같이 6가지의 주요 동작이 가능하다.

굴곡(flexion): 팔을 몸의 앞쪽으로 머리를 향해 올리는 동작

신전(extension): 팔을 몸의 뒤쪽으로 머리를 향해 올리는 동작

내전(adduction): 팔을 몸의 측면을 향해 안쪽으로 움직이는 동작

외전(abduction): 팔을 몸의 측면에서 벌려 바깥쪽으로 움직이는 동작

내회전(internal[medial] rotation): 상완(상완골)을 안쪽으로 돌리는 동작

외회전(external[lateral] rotation): 상완(상완골)을 바깥쪽으로 돌리는 동작

가동성이 크면 그만큼 부상 가능성도 높다. 한 관절에서 움직임이 자유로울수록 그 관절을 제자리에 잡아두는 지지는 느슨해진다. 이는 어깨관절을 강하게 잘 단련하는 것이 중요하다는 점을 강조한다.

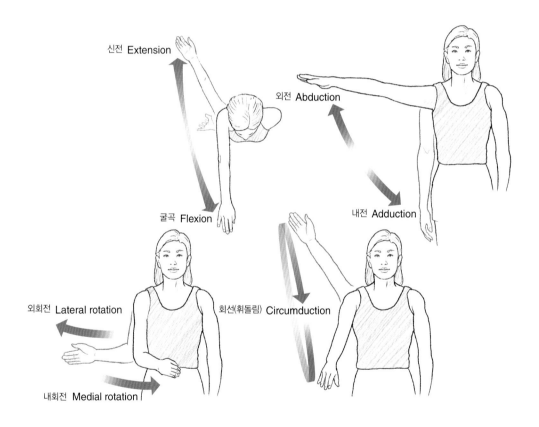

그림 4-1. 어깨관절의 움직임

삼각근

앞서 언급하였듯이 어깨는 그 근육 구조상 움직임의 범위가 넓다. 어깨의 움직임에 핵심적인 삼각근은 고도로 발달되어 있다. 삼각근에서 세 근육(전, 중, 후)의 갈래들은 합쳐져 단일의 건을 이루어 상완골에서 정지한다(그림 4-2 참조). 전삼각근(anterior deltoid)은 쇄골에서 기시하며 주로 어깨의 굴곡을 수행한다. 중삼각근(lateral[middle] deltoid)은 견봉(acromion)에 부착되어 있으며 팔을 외전시킨다. 후삼각근(posterior deltoid)은 견갑골에서 기시하며 어깨를 신전시킨다. 서로 겹치는 부분이 있지만, 이 장에서는 삼각근의 세 근육 각각에 초점을 두는 근육 특이적 운동을 소개한다.

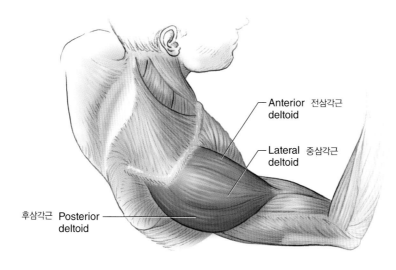

Anterior deltoid 전삼각근

Lateral deltoid 중삼각근

후삼각근 Posterior deltoid

그림 4-2. **삼각근**

회전근개

회전근개는 어깨관절의 주위를 안정화하고 보호하는 덮개를 형성하는 어깨 근육군이다(그림 4-3 참조). 크기는 작지만 이들 근육은 적절한 어깨 기능에 중요하다. 회전근 개는 4개 근육으로 구성되며 이들은 모두 견갑골의 여러 부위에 부착되어 있다. 견갑하근(subscapularis)은 견갑골의 앞쪽에 위치하며 주요 역할은 팔을 안쪽으로 회전시키는 것이다. 견갑골의 뒤쪽에는 극하근(infraspinatus)과 소원근(teres minor)이 있다. 이 두 근육은 팔을 바깥쪽으로 회전시킨다. 마지막으로 극상근(supraspinatus)은 견갑골의 상방면에 있다. 이 근육은 어깨를 외전시키고(팔을 몸에서 벌려 들어 올린다) 어깨를 바깥쪽으로 회전시키기도 한다.

목 근육

목은 척추에서 가동성이 크고 꽤 취약한 부분이다. 수많은 근육과 인대가 협력하여 이러한 고도의 가동성을 제공하면서 동시에 척수를 적절히 지지하고 안정화한다. 두판상근(splenius capitis)과 경판상근(splenius cervicis)은 목을 신전시킨다(그림 4-3 참조). 이들 근육은 척추 상부를 따라 부착되어 있고 두개골의 바닥에 연결되어 있다. 승모근(trapezius, 제5장에서 다룬다), 견갑거근(levator scapulae)과 흉쇄유돌근(sternocleidomastoid)의 후방부는 모두 협력하여 판상근을 도와 목을 신전시킨다. 이 모든 근육의 적절한 훈련이 건강한 사이클링에 중요하다.

흉쇄유돌근은 목의 전방 및 측면 굴곡을 수행하며 흉골두(sternal head)와 쇄골두(clavicular head)로 나뉜다. 그 이름이 의미하듯이 이 근육은 흉골, 쇄골과 두개골의 유양돌기에 연결되어 있다. 자전거를 오래 타면 판상근이 지나치게 부각되고 흉쇄유돌근의 발달이 저하될 수도 있다. 이는 경추에 과도한 긴장을 유발해 통증과 디스크 손상을 초래할 가능성이 있다.

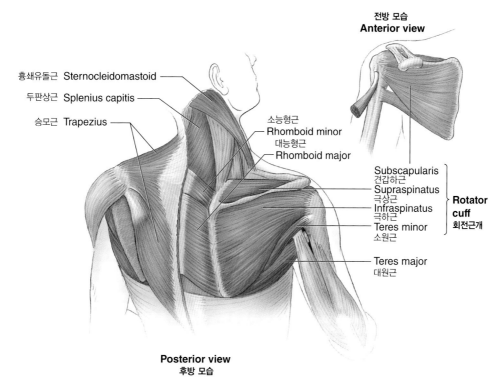

그림 4-3. 회전근개와 목의 근육

워밍업과 스트레칭

10~15분 정도 워밍업을 하여 목과 어깨의 근육을 풀어준다. 줄넘기와 머신을 사용한 로잉은 이 장의 운동을 위한 훌륭한 심장 워밍업이 된다. 혈액이 돌고 땀구멍이 열리면 시간을 내어 스트레칭을 충분히 해야 한다. 적절한 워밍업 없이 바로 운동을 시작하면 목과 어깨가 손상되기 쉽다. 전방 및 후방 어깨 회전과 아울러 각각의 스트레칭은 관절 전체를 풀어준다. 어깨는 360도 회전할 수 있으므로 운동범위 전체에 걸쳐 움직여 주도록 한다. 제3장에서 언급하였듯이 나무 막대(또는 빗자루)가 있으면 어깨에 올려놓

고 좌우로 회전시킨다. 또한 머리로 8자 모양 동작을 수행하면 어깨와 목의 근육을 이 완시키고 수축시킬 수 있다.

목을 앞으로, 뒤로, 그리고 양옆으로 스트레칭 한다. 일단 근육이 풀렸으면 일부 간 단한 등척성 운동(isometric exercise)을 하여 목 근육이 운동을 위한 준비를 갖추도 록 한다. 그저 손을 머리에 대고 움직임에 저항하게 한다. 10~15초 동안 저항에 대항 해 각각의 근육군을 단련한다.

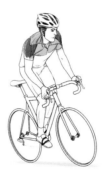

덤벨 쇼울더 프레스
Dumbbell Shoulder Press

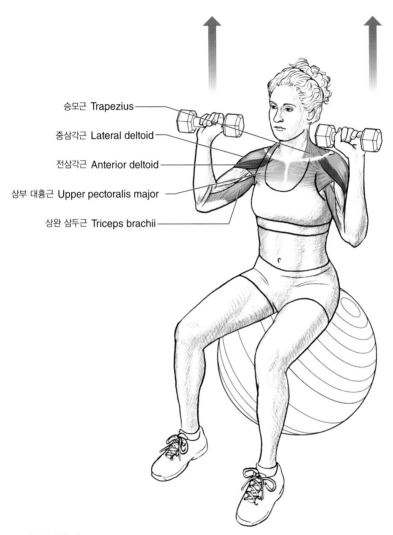

승모근 Trapezius

중삼각근 Lateral deltoid

전삼각근 Anterior deltoid

상부 대흉근 Upper pectoralis major

상완 삼두근 Triceps brachii

운동 방법

1. 짐볼에 앉아 양팔을 구부리고 양손을 어깨 높이로 둔 채 덤벨을 든다. 손바닥은 전방을 향해야 한다.

2. 덤벨을 함께 수직으로 올려 팔꿈치가 펴지도록 한다.

3. 덤벨을 함께 다시 시작 자세로 내린다.

⚠ **안전수칙:** 이 운동을 할 때 짐볼이 뒤로 구르지 않게 주의한다. 등을 곧게 편 상태를 유지하면서 체중과 둔부가 짐볼에서 약간 앞쪽에 있도록 한다.

관련근육

주동근육: 전삼각근
이차근육: 중삼각근, 상완삼두근, 상부 대흉근, 승모근

사이클링 포커스

이 장의 시작 부분에서 언급하였듯이 자전거를 타는 동안 어깨는 끊임없이 압박을 받는다. 사이클링 자세는 기본적으로 몸을 앞으로 기울여 핸들을 잡으므로 어느 자세를 취하든 어깨에 의존하여 몸통의 하중에 맞선다. 쇼울더 프레스는 전삼각근과 중삼각근의 강화에 필수적인 운동이다. 이들 근육은 페달을 밟을 때 몸통의 안정화에 핵심적인 역할을 한다. 많은 사이클리스트는 주행하면서 몸을 좌우로 흔든다. 앞으로 나아가는데 도움이 되지 않는 자전거의 움직임은 무엇이든 낭비이므로 최소화해야 한다. 자전거를 좌우로 흔들면 자전거의 추진에 기여할 수 있는 에너지를 낭비하게 된다.

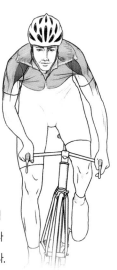

응용운동 아놀드 프레스
Arnold Press

아놀드 프레스는 그 유명한 아놀드 슈워제네거의 이름을 딴 운동이다. 나는 운동하면서 종종 이 응용운동을 이용한다. 팔꿈치를 옆으로 내민 채 하는 보통의 덤벨 쇼울더 프레스를 하면 어깨나 팔꿈치에서 불편을 경험할 경우에 이는 아주 좋은 대체운동이다. 팔꿈치를 앞으로 그리고 손바닥을 얼굴 쪽으로 향하게 한 채 운동을 시작한다. 한 번에 한쪽 팔을 신전시키면서 프레스 도중 팔을 180도 회전시킨다.

업라이트 바벨 로우
Upright Barbell Row

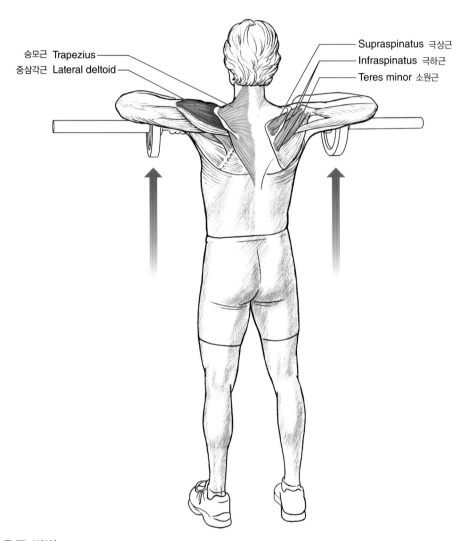

승모근 Trapezius

중삼각근 Lateral deltoid

Supraspinatus 극상근

Infraspinatus 극하근

Teres minor 소원근

운동 방법

1. 양팔을 아래로 뻗은 채 바벨을 잡는다. 팜다운 그립으로 해서 양손을 어깨너비보다 약간 더 좁게 벌린다.

2. 양손을 가슴 상부로 수직으로 당겨 올리고 팔꿈치를 높이 유지한다.

3. 천천히 시작 자세로 되돌아간다.

관련근육

주동근육: 전/중삼각근
이차근육: 극하근, 극상근, 소원근, 승모근

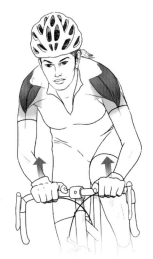

사이클링 포커스

긴 언덕길을 오르는 동안 사이클리스트는 아마도 양손을 핸들바 톱에 얹을 것이다. 정말로 온힘을 다해 산악 길을 오르기로 결심하면 사이클리스트는 크랭크를 돌릴 때마다 핸들을 위로 당기게 된다. 투르 드 프랑스(Tour de France) 사이클 대회의 산악구간에서 사이클리스트들을 보면 누구든 일단 언덕길을 오르는 리듬을 타면 바로 이러한 자세를 취한다는 점을 알 것이다. 업라이트 바벨 로우 운동을 할 때에는 이런 자세에 집중해야 한다. 이 운동은 어깨, 팔과 그립을 강화함으로써 향후 힘든 언덕길을 오를 경우에 대비하게 해준다. 양손으로 후드를 잡은 채 일어서 언덕길을 오를 경우에(많은 사이클리스트가 폭발적인 파워를 내기로 결심할 때 그러하듯이) 사이클리스트는 이 운동에서 훈련시킨 근육에 의존하게 된다.

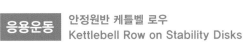 **케틀벨 로우**
Kettlebell Row

스쿼트 자세를 취하고 손바닥이 몸을 향하게 한 채 케틀벨을 잡는다. 앞의 운동 설명을 따라 동일하게 운동한다. 늘 그렇듯이 등은 곧게 그리고 팔꿈치는 높게 유지한다. 가슴 높이 위치에서 잠시 멈춘 다음, 시작 자세로 내려 양팔을 몸의 앞쪽에서 완전히 편다.

응용운동 **안정원반 케틀벨 로우**
Kettlebell Row on Stability Disks

케틀벨 로우와 동일한 응용운동을 하되, 이번에는 안정원반 위에 선다. 케틀벨 로우는 안정원반을 사용하기에 아주 좋은 운동이다. 안정원반을 사용하면 하퇴부가 자세를 안정화해야 할 뿐만 아니라 등 하부와 몸통을 훈련시키게 된다.

어라운드 더 월드 웨이트 플레이트
Around the World Weight Plate

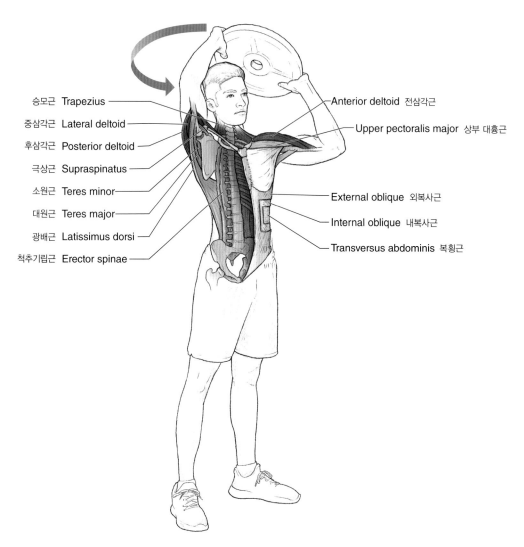

승모근 Trapezius

중삼각근 Lateral deltoid

후삼각근 Posterior deltoid

극상근 Supraspinatus

소원근 Teres minor

대원근 Teres major

광배근 Latissimus dorsi

척추기립근 Erector spinae

Anterior deltoid 전삼각근

Upper pectoralis major 상부 대흉근

External oblique 외복사근

Internal oblique 내복사근

Transversus abdominis 복횡근

운동 방법

1. 양발을 어깨너비로 벌리고 서서 양손으로 웨이트 플레이트를 잡고 양팔을 몸의 앞쪽으로 뻗는다.

2. 원을 그리는 동작으로 웨이트를 머리 주위로 돌리고 360도 원을 그리고는 시작 자세에서 멈춘다.

3. 반대 방향으로 원을 그리는 동작을 완료하고 다시금 시작 지점에서 멈춘다.

관련근육

주동근육: 전/중/후삼각근, 승모근

이차근육: 상부 대흉근, 극상근, 극하근, 대소원근, 능형근, 광배근, 복횡근, 내/외복사근, 척추기립근(극근,
최장근, 장늑근)

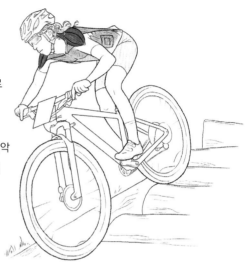

사이클링 포커스

이 운동은 어깨와 팔에 있는 거의 모든 근육군을 목표로
한다. 하나의 운동으로 많은 근육군을 단련하게 되어
효율적이기 때문에 나는 이 운동을 내가 좋아하는 운동
목록에 포함시킨다. 울퉁불퉁한 지형을 피하기 위해 산악
자전거를 이리저리 옮기면서 줄곧 가속하여 언덕의
꼭대기에 오르는 자신의 모습을 상상해본다. 이 운동은
자전거를 타는 것처럼 유동적이다. 강력하게 원을 그리는
움직임을 수행하면서 미세조정을 가하면 큰 근육군의
파워를 기르는 외에 어깨를 안정화하는 데 도움이 된다.

응용운동 반구형 균형 훈련기구 어라운드 더 월드
Around the World on a Half Dome Balance Trainer

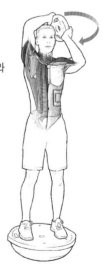

불안정한 표면 위에 서면 중심부와 등의 근력을 기르는 데 도움이 된다. 또한 다리와
둔부의 안정근을 강화하는 데에도 도움이 된다.

더블-암 서스펜디드 로우
Double-Arm Suspended Row

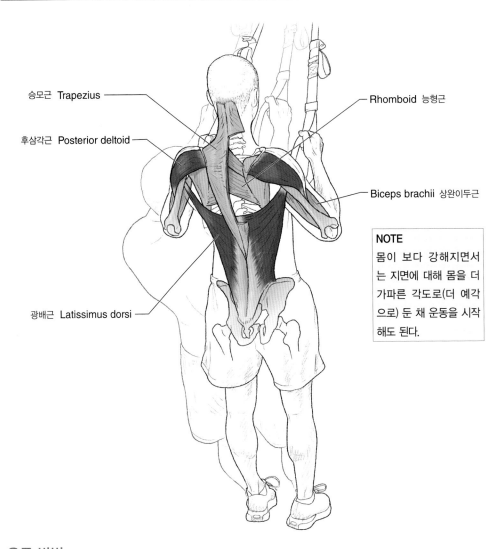

승모근 Trapezius

후삼각근 Posterior deltoid

광배근 Latissimus dorsi

Rhomboid 능형근

Biceps brachii 상완이두근

NOTE
몸이 보다 강해지면서는 지면에 대해 몸을 더 가파른 각도로(더 예각으로) 둔 채 운동을 시작해도 된다.

운동 방법

1. 서스펜션 기구 아래에 선다. 이러한 기구는 손잡이가 있는 끈이거나 랙 시스템(rack system) 또는 스미스 머신에 고정된 올림픽 바일 수도 있다. 곧게 편 몸과 지면 사이의 각도를 45도로 만들어 시작한다.

2. 양팔을 펴고 매달린 자세에서 가슴을 손잡이 또는 바로 당겨 올리되, 등을 곧게 펴고 바디 라인을 꼿꼿이 한 상태를 유지한다.

3. 종료 자세(가슴을 손잡이 또는 바로 당겨 올린 자세)를 잠시 유지한 다음, 천천히 동작을 역으로 한다. 운동 내내 몸을 곧게 유지한다.

관련근육

주동근육: 후삼각근, 광배근
이차근육: 승모근, 능형근, 상완이두근

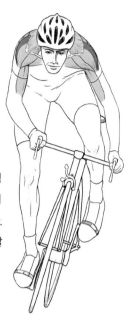

사이클링 포커스

시작 자세가 거꾸로 되어 있긴 해도 이 운동은 사이클링 타입의 자세를 취하게 한다. 피트니스 센터에서 이 운동을 할 때에는 자전거를 타고 혼신의 힘을 내어 전력 질주하는 자신을 생각해야 한다. 전력 질주하기 위해 안장에서 일어설 때 사이클리스트는 온힘을 다해 페달을 밟을 뿐만 아니라 양팔로 핸들을 엄청나게 당기게 된다. 매달린 자세이긴 하지만 더블-암 서스펜디드 로우 운동은 이렇게 온힘을 내어 양팔을 당기는 것과 유사하고 전력 질주에서 혼신의 힘을 내는 데 도움이 된다. 이 운동을 할 때 자신이 결승선으로 역주하면서 승리를 위해 분투하는 모습을 상상해 본다. 긴장 속에 근육이 작열하면서 각각의 팔이 핸들을 당기는 것을 느껴보도록 한다.

 응용운동 싱글-암 덤벨 로우
Single-Arm Dumbbell Row

벤치 위에 한쪽 무릎과 같은 쪽 손을 얹고, 팔을 편 채 반대쪽 손으로 덤벨을 잡는다. 등을 곧게 편 상태를 유지하면서 손을 위로 가져가 가슴에 이르도록 한다. 두 견갑골 사이가 조이는 것을 느끼는 데 집중한다.

덤벨 레이즈와 스윕
Dumbbell Raise and Sweep

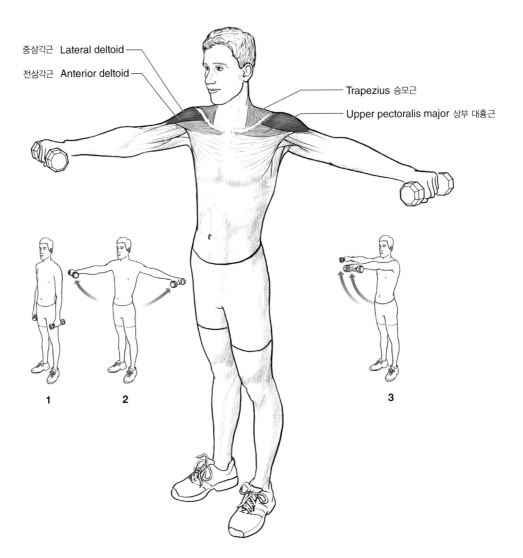

중삼각근 Lateral deltoid

전삼각근 Anterior deltoid

Trapezius 승모근

Upper pectoralis major 상부 대흉근

1 2 3

운동 방법

1. 팜다운 그립으로 양손에 덤벨을 쥔다. 팔꿈치를 편 채 양팔을 몸의 양옆으로 늘어뜨린다.

2. 양팔의 팔꿈치를 편 상태를 유지하면서 오른팔을 몸의 앞쪽으로 들어 올려 바닥과 평행하도록 한다. 동시에 왼팔을 측면으로 들어 올려 바닥과 평행하도록 한다.

3. 수평면으로 양팔의 위치를 서로 바꾼다. 즉 오른팔은 측면으로 향하게 외측으로 이동시키고 왼팔은 몸의 앞쪽으로 향하게 정면으로 이동시킨다.

4. 덤벨을 다시 몸의 양옆으로 내린다. 시작 자세로부터 양팔의 위치를 바꿔가면서 운동을 반복한다.

관련근육

주동근육: 전/중삼각근

이차근육: 승모근, 상부 대흉근, 후삼각근, 극상근, 척추기립근(극근, 최장근, 장늑근), 내/외복사근, 전거근

사이클링 포커스

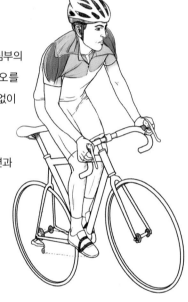

이는 사이클리스트에게 아주 좋은 운동이다. 이 운동은 어깨와 중심부의 여러 측면을 동시에 단련한다. 안장에서 일어서 언덕길을 오를 때에는 페달에 대부분의 파워를 싣기 위해 체중을 좌우로 끊임없이 이동시킨다. (평지에서 가속하거나 결승선을 향해 전력 질주할 때에도 이와 비슷하게 움직인다.) 이러한 체중 이동은 반복해서 상체에 회전력(torque)을 가하고 어깨관절에 스트레스를 준다. 측면과 전방에서 스트레스를 동시에 받는 이러한 움직임을 반영함으로써, 덤벨 레이즈와 스윕 운동은 상체가 움직이지 않도록 등과 몸통이 버티게끔 해준다. 이 운동 중에는 무게중심이 역동적으로 이동하므로 보상이 이루어진다. 그래서 이 운동은 삼각근에 상당한 훈련이 될 뿐만 아니라 중심부 안정성 훈련에도 도움이 된다.

응용운동 프런트 덤벨 레이즈와 래터럴 덤벨 레이즈
Front Dumbbell Raise and Lateral Dumbbell Raise

이들 응용운동은 각각 전삼각근과 중삼각근을 구분훈련시킨다. 또한 프런트 덤벨 레이즈는 밴드 또는 바벨로 수행할 수도 있다.

에이-프레임
A-Frame

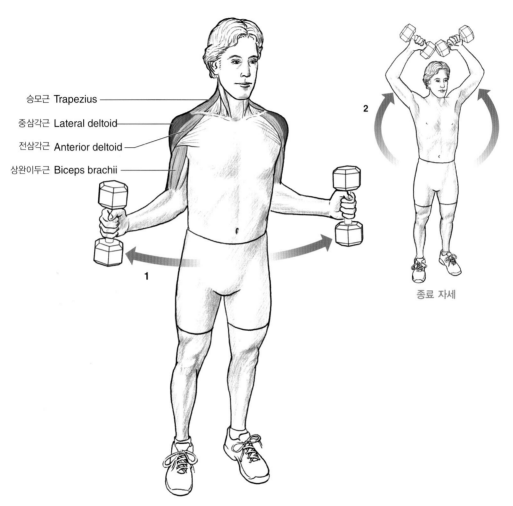

승모근 Trapezius
중삼각근 Lateral deltoid
전삼각근 Anterior deltoid
상완이두근 Biceps brachii

1

2

종료 자세

운동 방법

1. 엄지손가락이 위로 가게 양손에 덤벨을 수직으로 들며, 팔꿈치는 허리에 그리고 전완은 몸의 앞쪽에 둔다.

2. 전완이 바닥과 평행한 상태를 유지하면서 각각의 덤벨을 외측으로 이동시킨다.

3. 팔꿈치를 90도로 고정시킨 상태를 유지하면서 덤벨을 머리 위로 들어 올려 서로 맞닿도록 한다(종료 자세 참조).

4. 덤벨을 다시 측면 위치로 내린 다음 앞쪽으로 이동시킨다. 즉 앞서 수행한 동작을 역으로 한다.

관련근육

주동근육: 중삼각근, 회전근개(견갑하근, 극하근, 극상근, 소원근)
이차근육: 전/후삼각근, 승모근, 상완이두근

사이클링 포커스

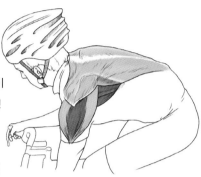

이 운동의 회전 동작은 특별히 회전근개를 목표로 한다. 사이클리스트들은 대체로 회전근개의 훈련을 염두에 두지 않지만 이들 근육은 거의 모든 운동선수에게 대단히 중요하다. 사이클링 자세에서 회전근개는 어깨를 제자리에 고정시켜 체중을 지지하는 기반을 제공한다. 이는 어깨의 안정에 중요하며, 회전근개가 약하거나 덜 발달된 경우에는 사이클링에 의해 어깨에 끊임없이 가해지는 힘으로 인해 통증과 불편이 유발된다. 충돌 사고로 회전근개에 부상을 당한 사이클리스트는 자전거를 타면서 재활하려 할 때 자신이 경험하는 불편이 얼마나 큰지를 증언해줄 수 있다.

응용운동 덤벨 외회전
Dumbbell External Rotation

벤치 위에 등과 어깨를 대고 눕는다. 덤벨 하나를 들고 전완이 허리를 가로질러 바닥과 평행하도록 한다. 상완이 몸에 밀착되어 있는 상태를 유지하면서, 어깨를 회전시켜 전완이 아치를 그리며 허리로부터 수직 위치로 오게 한다. 시작 자세로 되돌아간다.

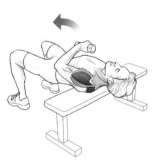

응용운동 덤벨 내회전
Dumbbell Internal Rotation

벤치 위에 등과 어깨를 대고 눕는다. 덤벨 하나를 들고 전완을 측면으로 뻗어 바닥 또는 벤치와 평행하도록 한다. 상완이 몸에 밀착되어 있는 상태를 유지하면서, 어깨를 회전시켜 전완이 아치를 그리며 벤치로부터 수직 위치로 오게 한다.

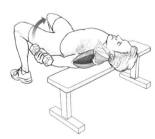

NOTE
덤벨 외회전 및 내회전 운동을 결합하여 팔이 180도 아치를 그리게 해도 된다.

로우 풀리 벤트오버 래터럴 레이즈
Low Pulley Bent-Over Lateral Raise

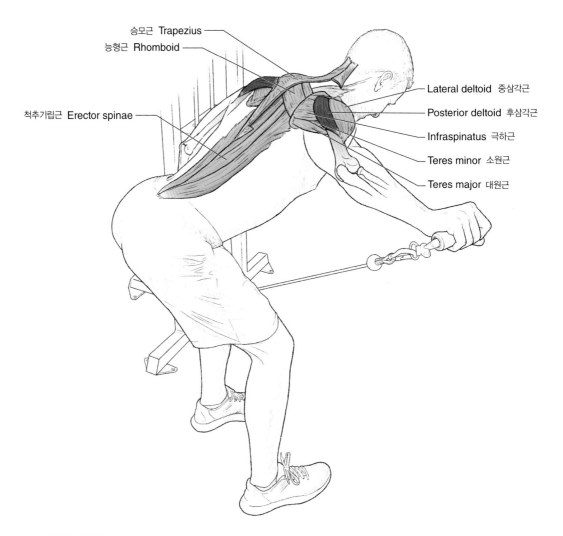

승모근 Trapezius

능형근 Rhomboid

척추기립근 Erector spinae

Lateral deltoid 중삼각근

Posterior deltoid 후삼각근

Infraspinatus 극하근

Teres minor 소원근

Teres major 대원근

운동 방법

1. 로우 풀리 머신과 직각으로 서서 양발을 어깨너비로 벌리고 몸통을 앞으로 구부린다. 무릎은 약간 구부린
   상태를 유지하며, 몸통을 구부리긴 하였지만 등은 평평하게 유지한다(등이 아치를 이루게 해서는 안 된다).
2. 팜다운 그립을 사용해 바깥쪽 손으로 로우 풀리의 손잡이를 잡는다.

3. 팔을 신전시켜 바닥과 수평이 되도록 한다. 동작 내내 팔꿈치를 구부린 정도를 동일하게 유지하도록 한다. 팔꿈치관절이나 손목관절이 아니라 어깨관절을 축으로 팔을 신전시켜야 한다.

4. 시작 자세로 되돌아간다. 세트를 완료하고는 반대쪽으로 바꾼다.

관련근육

주동근육: 후삼각근

이차근육: 중삼각근, 승모근, 능형근, 극하근, 대/소원근, 척추기립근(극근, 최장근, 장늑근)

사이클링 포커스

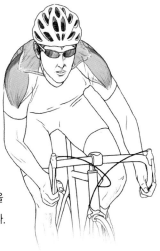

사이클링 중에는 본질적으로 두 가지 힘이 팔과 어깨에 가해진다. 첫째는 체중과 체위에 의해 끊임없이 아래로 핸들에 가해지는 힘이다. 둘째는 전력 질주를 하거나 언덕길을 오를 때 핸들을 잡은 팔을 위로 당기는 힘이다. 벤트오버 래터럴 레이즈 운동은 후자에 사용되는 근육에 초점을 두며 어깨의 후방면을 발달시킨다. 자전거를 타는 동안에는 대부분 몸을 앞으로 기울이는 자세를 취하기 때문에, 사이클링을 하면서 발달하는 어깨 부위는 대부분 전방이다. 이 때문에 이 운동이 아주 중요하다. 신체는 대칭을 이루도록 고안되어 있다는 점을 기억한다. 전방 근육의 발달과 균형을 이루게 하기 위해서는 이 운동에 집중하여 어깨 후방을 단련시켜야 한다. 이는 어깨관절을 적절히 정렬하고 부상을 방지하는 데 도움이 된다.

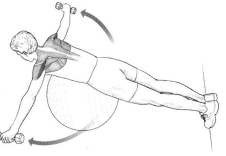

응용운동　짐볼 래터럴 덤벨 레이즈
Stability Ball Lateral Dumbbell Raise

운동에 어느 정도 불안정성을 추가하고자 한다면 짐볼을 사용한다. 그러면 덤벨을 올리는 동안 몸통이 짐볼 위에서 자세를 유지해야 한다. 이 운동에서는 팔이 지면에 막혀 어깨관절을 완전한 운동범위로 움직이지는 못하나, 등과 목 신근에 아주 좋은 운동이 된다.

짐볼 레슬러 브리지 (익스텐션)
Wrestler's Bridge (Extension) With Stability Ball

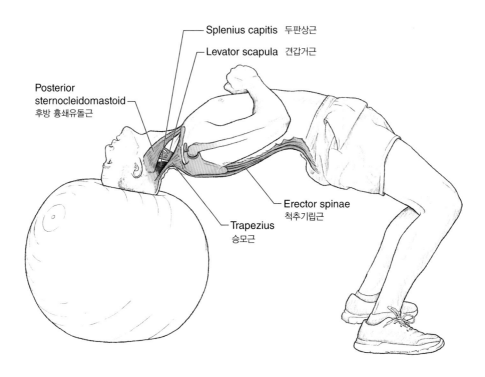

Splenius capitis 두판상근

Levator scapula 견갑거근

Posterior sternocleidomastoid 후방 흉쇄유돌근

Erector spinae 척추기립근

Trapezius 승모근

운동 방법

1. 양발을 어깨너비로 벌리고 몸을 뒤로 짐볼 위에 기울여 댄다. 발뒤꿈치가 짐볼에서 멀리 떨어질수록 운동의 난이도는 올라간다.

2. 위쪽과 뒤쪽을 바라봄으로써, 천천히 목을 뒤로 신전시키고 어깨와 몸을 짐볼에서 들어 올린다. 등을 곧게 유지한다.

3. 천천히 목을 앞으로 기울여 시작 자세로 되돌아간다.

⚠️ **안전수칙**: 이 운동을 하기 전에 스트레칭을 충분히 하도록 한다. 또한 목을 과다 신전시키지 않도록 해야 한다. 목이 너무 많이 아치를 그려 체중이 머리의 꼭대기에 쏠리게 해서는 안 된다.

관련근육

주동근육: 두판상근

이차근육: 승모근, 견갑거근, 척추기립근(극근, 최장근, 장늑근), 후방 흉쇄유돌근

사이클링 포커스

이는 특히 많은 시간 자전거를 탈 경우에 건강한 목을 위해 중요한 운동이다. 사이클링 시간은 대부분 목을 신전시킨 상태에서 보낸다. 자전거를 타다 쉰 다음 다시 사이클링을 시작하면 목이 신체에서 가장 아픈 부위라는 점을 종종 알게 된다. 강한 목은 적절한 척추 정렬을 유지하고 향후 문제를 방지하는 데 도움을 준다. 이 운동을 처음으로 할 때에는 무리하지 않도록 해야 한다. 피트니스 센터에 있는 동안에는 아주 좋다고 느낄지 모르나, 다음날 통증이 점점 심해지는 일이 흔하다. 몇 년 전 미국대륙 횡단 대회(Race Across America)에서 한 선수는 끊임없는 신전으로 인해 목이 너무 피로해서 올려다 볼 수 조차 없었다. 그의 정비사는 뭔가 임기응변을 발휘하여야 했다. 그래서 어깨와 헬멧을 연결하는 지지 부목을 만들어 머리를 세워줌으로써 그 선수는 자신이 향하는 곳을 볼 수 있었다

응용운동 사이드 투 사이드 레슬러 브리지 (익스텐션)
Side to Side Wrestler's Bridge (Extension)

나는 이 자세를 레슬러인 내 아들들로부터 배웠다. 표준 레슬러 브리지처럼 운동하되, 일단 목이 신전되었으면 머리를 좌우로 약간 움직인다. 이는 위쪽과 각각의 측면으로 뒤쪽을 바라보는 식으로 하면 된다. 목에 기본적인 근력이 생긴 경우에만 이러한 움직임을 시도한다. 목에 좌상을 일으킬 위험이 높으므로 조심한다.

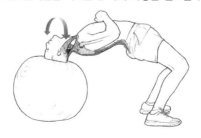

넥 익스텐더
Neck Extender

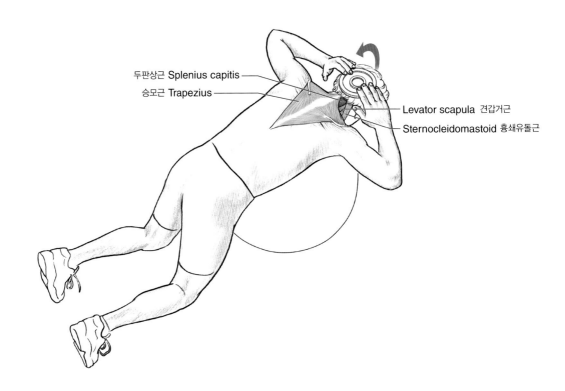

두판상근 Splenius capitis
승모근 Trapezius
Levator scapula 견갑거근
Sternocleidomastoid 흉쇄유돌근

운동 방법

1. 짐볼 옆에서 무릎을 꿇는다. 짐볼 위에 가슴을 기울이고 웨이트 플레이트를 머리 뒤에 올려놓는다.
2. 목을 앞으로 굴곡시킨 채 시작한다. 천천히 목을 신전시키면서 머리를 들어 사이클링 중에 취하는 목의 자세와 유사하게 한다.
3. 시작 자세로 되돌아간다.

관련근육

주동근육: 두판상근
이차근육: 승모근, 견갑거근, 척추기립근(극근, 최장근, 장늑근), 후방 흉쇄유돌근

사이클링 포커스

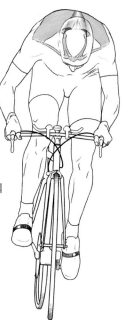

사이클링 중에는 목의 신근에 많은 부하가 걸리기 때문에, 이들 근육에 특히 초점을 두는 두 가지 운동을 이 장에 포함시켰다. 공기역학적 타임 트라이얼 (time-trial, 일정한 거리를 개인별로 달려 주파 시간으로 승부를 겨루는 독주 경기) 자세로 달릴 때 요구되는 극단적인 목의 신전을 생각해보라. 타임 트라이얼이 아니더라도 거의 모든 사이클링 자세는 목이 머리를 들게끔 해서 길이 보일 수 있도록 한다. 넥 익스텐더는 이러한 자세를 반영하는 훌륭한 운동이고 실제로 사이클링 중에 사용되는 근육에 초점을 둔다. 목 운동을 할 때에는 항상 가벼운 웨이트로 시작해 점차로 중량을 늘려가야 한다는 점을 기억한다. 이 운동의 초점은 자전거를 탈 때 부상을 피하도록 돕는 것이므로 피트니스 센터에서 운동하는 동안 다치지 않도록 한다.

응용운동   벤치 넥 익스텐더
Neck Extender on Bench

짐볼 위에 몸을 기울이는 것이 등 또는 무릎에 부담이 된다면 앞의 운동을 벤치에 앉아서 해도 된다. 이렇게 하면 안정성이 증가하는 중에서도 여전히 동일한 근육에 초점을 둘 수 있다.

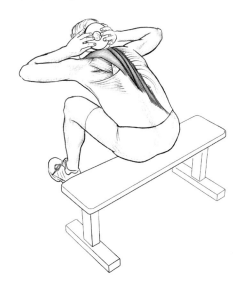

프런트 (플렉서) 넥 홀드
Front (Flexor) Neck Hold

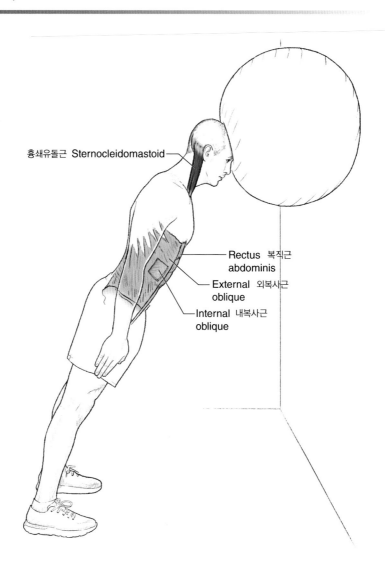

흉쇄유돌근 Sternocleidomastoid

Rectus 복직근
abdominis

External 외복사근
oblique

Internal 내복사근
oblique

운동 방법

1. 양발을 어깨너비로 벌린다. 짐볼을 이마와 벽 사이에 둔다. 척추는 곧게 펴야 한다.

2. 이마를 짐볼로 밀어 목의 근육을 단련한다. 이러한 종료 자세에서 10초간 멈추는 것으로 시작해 근육의 단련이 향상되면서 멈추는 시간을 점차 늘려간다.

3. 휴식한다. 이 운동에서는 움직임이 없다는 점에 주목한다. 이는 정적 운동이다.

관련근육

주동근육: 흉쇄유돌근

이차근육: 복직근, 내/외복사근

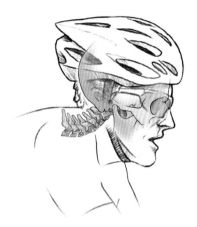

사이클링 포커스

건강과 체력이 좋으려면 균형이 관건이다. 사이클링은 목의 신근에 많은 긴장을 가하기 때문에, 이들 근육이 흉쇄유돌근보다 더 발달될 수 있다. 이렇게 되면 목의 신근이 척추의 후방면에 과도한 스트레스를 주어 불균형을 유발할 수 있다. 시간이 흐르면서 이러한 불균형은 척추의 정렬을 흐트러뜨리고 통증을 초래할 수 있다. 유명한 사이클리스트인 내 친구는 목에 통증이 너무 심해 50대에 사이클링을 완전히 중단하여야 했다. 6개월간 물리치료(목과 등 근육의 균형을 맞추는 치료)를 받은 후에야 그는 사이클링을 재개해 통증 없이 주행할 수 있었다.

![응용운동] **짐볼 없는 프런트 (플렉서) 넥 홀드**
Front (Flexor) Neck Hold Without the Stability Ball

넥 플렉서 운동을 간단히 응용한 이 운동은 거의 어디서든 할 수 있다. 몸을 앞으로 기울이고 이마를 벽에 댄다(부드럽게 이마를 대려면 패드를 사용해도 된다). 벽으로부터 양발의 거리를 변화시켜 목에 가해지는 긴장을 다양화한다.

![응용운동] **사이드 넥 홀드**
Side Neck Hold

짐볼로 또는 짐볼 없이 넥 홀드 운동을 수행하되, 이번에는 머리의 측면을 볼 또는 벽에 댄다. 한동안 멈춘 다음 측면을 바꾼다.

사이드 넥 리프트
Side Neck Lift

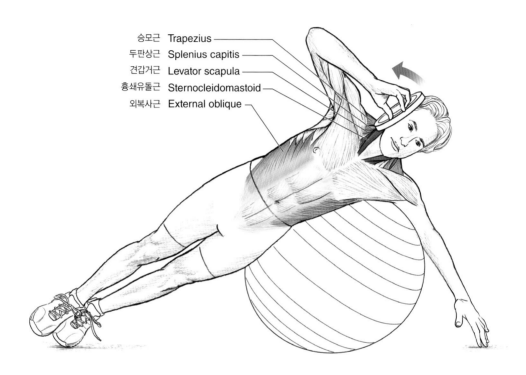

승모근 Trapezius
두판상근 Splenius capitis
견갑거근 Levator scapula
흉쇄유돌근 Sternocleidomastoid
외복사근 External oblique

운동 방법

1. 한쪽 팔을 짐볼 위에 걸친 채 옆으로 눕는다. 반대쪽 손으로 작은 웨이트 플레이트를 머리의 측면에 댄다.
2. 아래쪽 귀를 어깨에 가깝게 둔 채 시작한다. 시선을 앞으로 유지하면서 목을 측면으로 굴곡시켜 위쪽 귀가 거의 어깨에 닿도록 한다.
3. 시작 자세로 되돌아간다. 측면을 바꿔가면서 반복한다.

관련근육

주동근육: 흉쇄유돌근
이차근육: 두판상근, 척추기립근(극근, 최장근, 장늑근), 견갑거근, 승모근, 내/외복사근

사이클링 포커스

흉쇄유돌근은 경주 중 경쟁자를 뒤돌아보게 해준다. 사이드 넥 리프트 운동의 주요 초점은 목의 안정성을 기르도록 돕는 것이다. 더 중요한 점은 이 운동이 척추가 적절한 정렬을 유지하도록 도와준다는 것이다. 추공(vertebral foramen, 척추뼈구멍)은 척추의 중앙에 있는 통로이다. 이 공간을 통해 척수는 척추를 따라 주행하며 손상으로부터 보호를 받는다. 척추의 정렬이 나쁘면 하나 또는 그 이상의 추골(척추뼈)이 이 공간을 압박해 현저한 통증은 물론 잠재적으로 기능적 결손도 유발할 수 있다.

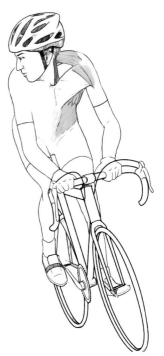

응용운동 머신 래터럴 넥 플렉션
Machine Lateral Neck Flexion

모든 목 운동에는 머신을 사용할 수도 있다. 레버 머신(lever machine)은 사용하기 쉽고 운동 중 안정성을 향상시킨다.

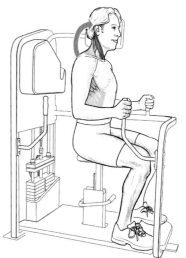

5 가슴

CHEST

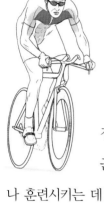

정말로 건강한 사이클리스트는 탄탄한 몸을 토대로 근육이 강하고 균형 잡혀 있다. 대부분의 사이클리스트는 가슴 근육을 염두에 두거나 훈련시키는 데 그리 시간을 할애하지 않는다. 그러나 퍼즐의 조각 하나하나가 맞춰져 전체가 완성되는 것처럼, 가슴 근육은 어깨 및 팔과 함께 사이클리스트를 자전거에 연결하는 데 중요한 역할을 한다. 이전에 논의하였듯이 대칭과 균형은 운동 수행능력을 향상시키고 부상을 방지하기 위해 필요하다. 사이클링을 할 때마다 등의 근육은 사이클링 자세로 인한 긴장 때문에 비대해진다. 반면 가슴 근육은 언덕길을 오르거나 전력 질주를 하는 경우처럼 온힘을 다할 때 주로 사용되기 때문에, 이들 근육은 훈련 라이딩 할 때의 등 근육과 동일한 적응 과정을 거치지 않을 수도 있다. 그러므로 피트니스 센터에서 운동하면서 가슴 근육에 특별한 주의를 기울여야 한다.

사이클리스트가 온힘을 다해 언덕길을 오르거나 필드에서 쏜살같이 전력 질주를 할 때마다 가슴 근육은 맹렬히 활성화된다. 다리를 강력히 내리 밀면 자전거는 측면으로 기울 수밖에 없다. 이러한 움직임은 핸들에서 이루어지는 자전거의 안정화에 의해 억제된다. 탄탄한 몸이 토대가 되지 않으면 자전거에 대한 파워 전달이 상당 부분 소실될 것이다. 최대의 노력에는 최대의 효율성이 필요하다. 다음에 사이클 경주의 마지막 장면을 볼 기회가 있다면 선수들의 상체에 주의를 기울이고 각각의 선수가 어떻게 자신의 전부를 던져 전력 질주하는지를 살펴보라. 가슴, 팔과 다리가 모두 도와 필사적으로 힘을 내는 선수를 결승선으로 내딛게 한다.

대흉근

가슴 근육은 그림 5-1에 나와 있다. 대흉근(pectoralis major)은 가슴의 주요 근육으로 각각 삼각형 모양을 한 2개의 해부학적 부분으로 이루어져 있다. 상부인 쇄골두

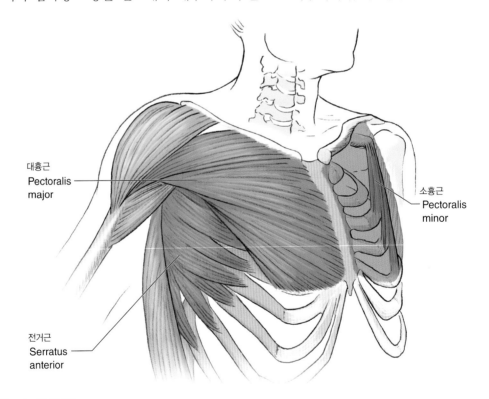

대흉근
Pectoralis
major

소흉근
Pectoralis
minor

전거근
Serratus
anterior

그림 5-1. **가슴의 근육**

(calvicular head)는 쇄골과 흉골자루(manubrium of the sternum)에 연결되어 있다. 쇄골두는 상완골의 상부에서 정지한다. 하부인 흉골두(sternal head)는 흉골에서 기시한다. 흉골두는 상완골로 가서 대흉근의 상골두 바로 아래에서 정지한다.

대흉근의 주요 역할은 어깨관절에서 팔의 내전, 굴곡과 내회전이다. 이와 같은 작용에 따라 핸들을 좌우로 움직이는 것처럼 팔이 가슴을 가로질러 강하게 움직일 수 있다. 대흉근은 앞에서 설명하였듯이 해부학적으로 단지 두 부분으로만 되어 있지만, 기능적으로는 상부, 중간, 하부 등 아주 뚜렷한 세 부분으로 나눌 수 있다. 이러한 기능적 부위 3곳 각각에서 서로 다른 근섬유가 어깨관절에 대한 팔의 각도에 따라 활성화된다. 이 장에서 소개하는 운동들은 상부, 중간 및 하부 대흉근 중 어느 부위를 목표로 하는지에 따라 그룹지어 있다. 이 모든 운동에서 대흉근 전체가 단련되나, 특정 부위가 운동부하의 상당한 부분을 담당하게 된다. 아울러 이 장의 운동들은 이용 가능한 모든 운동의 예에 불과하다. 자유로이 운동을 변형시켜 대흉근의 서로 다른 부분에 초점을 두어도 된다. 예를 들어 벤치를 상향으로 또는 하향으로 경사지게 하면 비슷한 움직임을 수행하면서도 서로 다른 부위를 단련할 수 있다.

소흉근

소흉근(pectoralis minor)은 대흉근 아래에 있어 외관상으로는 보이지 않는 작은 근육이다. 소흉근은 3번, 4번 및 5번 늑골의 상연(위쪽 경계)에서 기시한다. 모든 근섬유는 합쳐져 견갑골의 오훼돌기(coracoid process)에서 정지한다. 소흉근의 주요 역할은 견갑골의 각도를 낮춰 어깨를 앞으로 당기는 것이다.

전거근

전거근(serratus anterior)은 가슴의 측면을 형성한다. 이 근육은 상위 8개 늑골의 외측을 감싸고 견갑골의 내측을 따라 정지한다. 흔히 복서의 근육(boxer's muscle)이라고 일컬어지는 전거근은 견갑골을 앞으로 그리고 흉곽 주위로 당기는 역할을 한다. 이는 펀치를 날릴 때 일어나는 움직임과 동일하다. 다음에 파이터를 볼 기회가 있다면 고도로 발달된 그의 전거근에 주목하라. 사이클리스트의 경우에 전거근은 견갑골과 어깨의 안정화를 돕는다. 이 장과 제6장에서 소개하는 많은 운동은 전거근의 발달에 도움이 된다.

가슴의 전방 근육은 등의 수많은 근육에 비해 더 적고 보다 단순하다. 세 개의 주요 가슴 근육(대흉근, 소흉근과 전거근)은 모든 운동부하를 담당하고 균형을 잡아주는 역할을 한다. 운동을 할 때에는 훈련되는 근육의 개별 부위(해당 운동에서 설명하듯이)에 초점을 두고 이 근육이 어떻게 도로에서 운동 수행능력을 향상시킬지에 대해 생각한다.

워밍업과 스트레칭

10~15분 정도 러닝머신, 스테어 스테퍼 또는 로잉머신으로 심장 워밍업을 한다. 일단 땀이 나기 시작하면 몸통 전방의 스트레칭에 집중한다. 푸시업 자세로 바닥에 엎드려 가슴을 스트레칭 한다. 대흉근과 소흉근을 15~30초 동안 스트레칭 하도록 한다. 이 스트레칭은 푸시업 핸들 또는 서스펜션 기구를 사용할 수 있다면 훨씬 더 효과적이다. 몸이 더워질 때까지 천천히 니다운 푸시업을 몇 차례 한다. 또한 딥 바(dip bar)를 사

용해 워밍업을 해도 된다. 플랫폼에 서서 딥 동작을 흉내 낸다. 다리를 보조기로 삼아 딥 운동에서 팔을 구부려 몸을 내린 자세를 취한다. 이러한 동작을 아주 천천히 여러 번 반복하여 가슴과 팔을 충분히 스트레칭 한다.

인클라인 덤벨 프레스
Incline Dumbbell Press

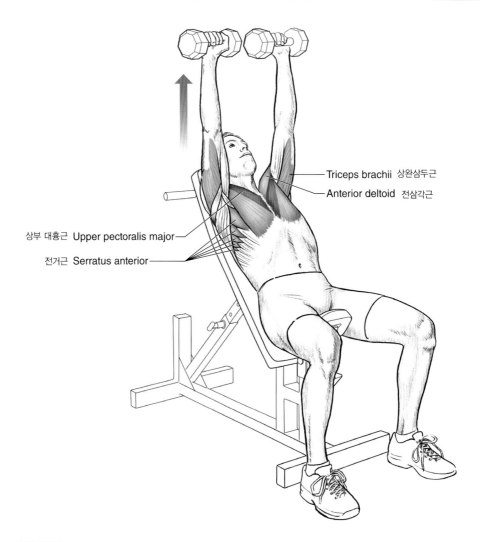

Triceps brachii 상완삼두근

Anterior deltoid 전삼각근

상부 대흉근 Upper pectoralis major

전거근 Serratus anterior

운동 방법

1. 인클라인 벤치에 앉아 팜아웃 그립으로 양손에 덤벨을 쥔다. 양팔을 머리 위로 편다.

2. 팔꿈치를 구부리면서 양 덤벨을 수직으로 내려 덤벨이 가슴 높이에 오도록 한다.

3. 천천히 덤벨을 시작 자세로 되돌린다.

관련근육

주동근육: 상부 대흉근

이차근육: 전삼각근, 상완삼두근, 전거근

사이클링 포커스

당신이 사이클 경주에서 단독 질주를 해왔고 현재는 상황이 다음과 같다고 하자. 즉 당신은 결승선을 향해 전력 질주하고 있으며, 다른 주자들이 다가와 앞지르려 하는 것을 감지할 수 있다. 당신은 결승선을 향해 마지막으로 폭발적인 파워를 내고 자전거를 내몰아 당신 옆의 주자를 근소한 차로 따돌리려 한다. 다행히도 당신은 아주 열심히 훈련하였기 때문에 준비가 되어 있었다. 인클라인 프레스 운동이 최후의 순간에 경쟁자의 앞으로 박차가 나가는데 사용되는 근육을 훈련시켜 준 것이다. 또한 당신은 이 운동에서 기타 효과도 볼 수 있다. 이 장에서 소개하는 기타 운동들처럼 인클라인 프레스는 몸통 안정성을 강화하고 핸들 위에서 몸을 앞으로 기울인 채 하루를 보내는 데서 올 수 있는 피로의 방지에 도움이 된다.

응용운동 싱글-암 인클라인 덤벨 프레스
Single-Arm Incline Dumbbell Press

앞의 운동과 동일하게 운동하되, 이번에는 한 번에 한쪽 팔만 프레스 한다. 이렇게 하면 비대칭으로 인해 운동에 중심부 근력이 추가된다.

인클라인 리버스-그립 바벨 프레스
Incline Reverse-Grip Barbell Press

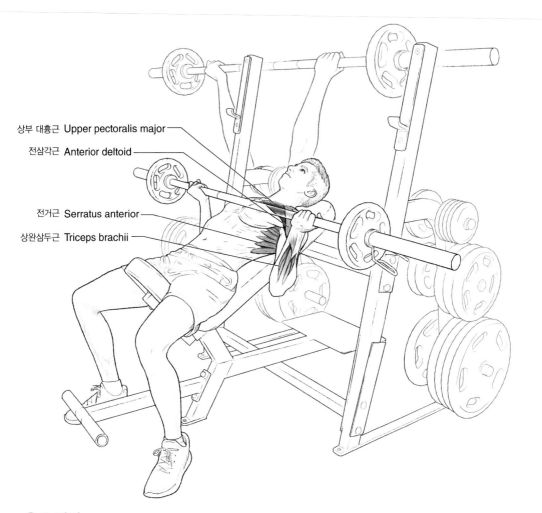

상부 대흉근 Upper pectoralis major

전삼각근 Anterior deltoid

전거근 Serratus anterior

상완삼두근 Triceps brachii

운동 방법

1. 인클라인 벤치를 대략 45도로 설정한다. 등을 벤치 위에 평평하게 댄다.

2. 리버스 그립으로 바벨을 잡고 손바닥이 몸을 향하게 한다.

3. 일단 그립이 적절하다는 확신이 들었으면, 천천히 바벨을 가슴으로 내리되 팔꿈치가 바깥쪽으로 벌어지지 않도록 주의한다.

4. 시작 자세로 되돌아간다.

관련근육

주동근육: 상부 대흉근

이차근육: 전삼각근, 상완삼두근, 전거근

사이클링 포커스

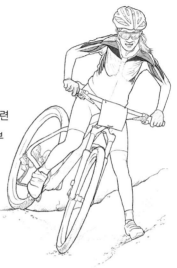

훈련 시에는 RACE(휴식, 책임성, 일관성과 효율성)를 상기한다. 나는 훈련을 가능한 한 효율화해야 한다는 점을 강조한다. 그렇다면 이것은 상흉부 운동과 어떠한 관련이 있을까? 연구들에 따르면 인클라인 프레스는 표준 벤치 프레스와 비교할 때 상부 대흉근의 근력을 향상시키는 것으로 나타났다. 이 책에서 소개하는 많은 운동을 할 때에는 좀 더 응용하는 운동을 하기 위해 리버스 그립을 사용해도 된다는 점을 명심한다.

응용운동 인클라인 리버스-그립 덤벨 프레스
Incline Reverse-Grip Dumbbell Press

앞의 운동은 덤벨을 사용하여 해도 된다. 이러한 프레스는 양팔을 함께 또는 개별적으로 움직이면서 할 수 있다.

랜드마인 체스트 프레스
Landmine Chest Press

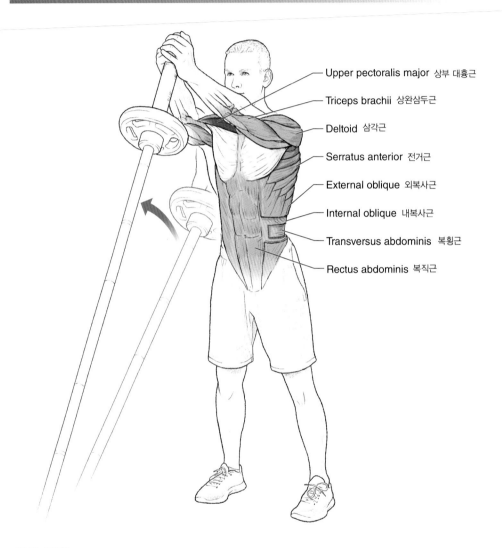

Upper pectoralis major 상부 대흉근

Triceps brachii 상완삼두근

Deltoid 삼각근

Serratus anterior 전거근

External oblique 외복사근

Internal oblique 내복사근

Transversus abdominis 복횡근

Rectus abdominis 복직근

운동 방법

1. 바벨의 한쪽 끝을 벽의 바닥에 댄다. 바의 반대쪽 끝에서 바를 집어 들고 양발을 어깨너비로 벌린 채 선다. (또한 이 운동은 무릎을 꿇고 해도 된다.)

2. 끝에서 바벨을 잡고 양손을 깍지 끼며 안쪽으로 밀어 손바닥을 서로 압박하게 한다. 바벨은 턱 바로 아래에서 붙잡아야 한다. 몸을 앞으로 약간 기울인다.

3. 팔꿈치를 몸 쪽으로 단단히 들이밀고 등을 곧게 편 상태를 유지하면서 바벨을 밀어 팔을 완전히 편다. 동작 내내 양손을 서로 밀착시킨다.

4. 턱 아래인 시작 자세로 되돌아간다.

관련근육

주동근육: 상부 대흉근

이차근육: 삼각근, 상완삼두근, 복횡근, 내/외복사근, 복직근, 전거근, 척추기립근(극근, 최장근, 장늑근)

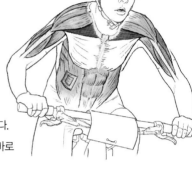

사이클링 포커스

산악자전거를 타고 기술이 요구되는 구간을 가로지르거나, 혹은 도로용 자전거를 타고 기술이 요구되는 구간을 고속으로 주행하는 모습을 상상해보라. 이런 경우에 사이클리스트는 자전거가 안정적이고 유연하며 제어되고 있다는 확신을 가져야 한다. 랜드마인 체스트 프레스는 등척성이면서도 동적인 운동으로 가슴과 어깨를 단련한다. 이는 사이클링 중 까다로운 구간에서 제어를 유지하는 데 필요한, 바로 그런 근력을 기르도록 돕는다.

응용운동 싱글-암 랜드마인 체스트 프레스
Single-Arm Landmine Chest Press

한 번에 한쪽 팔을 펴는 이 응용운동은 비대칭으로 인해 중심부를 추가로 단련하게 된다.

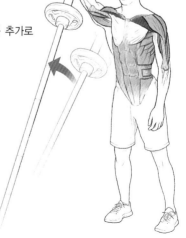

체인 벤치 프레스
Bench Press With Chains

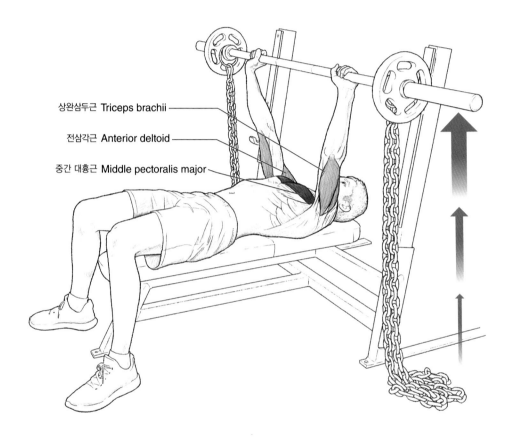

상완삼두근 Triceps brachii

전삼각근 Anterior deltoid

중간 대흉근 Middle pectoralis major

운동 방법

1. 바벨의 양 끝에 체인을 설치하되, 바가 랙(rack)에 걸쳐 있는 상태에서 체인의 일부가 지면에 닿아 있도록 한다. 체인을 거는 목적은 바를 가슴으로 내릴 때 중량의 일부를 덜어주는 것이다(즉 바벨을 내릴 때 체인이 더 많이 지면에 쌓이므로 지지하는 총중량은 감소하게 된다).

2. 벤치 위에 등을 평평하게 댄 상태를 유지하면서 어깨너비보다 약간 더 넓은 그립으로 바를 잡는다.

3. 팔꿈치를 편 채 시작해 천천히 바를 가슴으로 내린다.

4. 가슴에서 바를 튕기지 않으면서 바를 시작 자세로 되돌린다.

⚠ 안전수칙: 웨이트를 들어 올릴 때 등이 아치를 이루지 않게 한다. 등이 아치를 이루면 등에 불필요한 긴장을 가하고 대흉근의 구분훈련을 막는다.

관련근육

주동근육: 중간 대흉근
이차근육: 전삼각근, 상완삼두근

사이클링 포커스

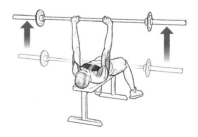

벤치 프레스는 피트니스 센터에서 가장 잘 알려진 운동의 하나이다. 여기서는 체인으로 운동에 변형을 주었다. 바가 가슴 위에 있을 때 총중량이 가장 낮다. 체인은 중량이 '가변적이어서' 팔이 펴짐에 따라 중량이 증가한다. 벤치 프레스는 등과 척추의 지지 하에 대흉근을 단련하게 한다. 이 운동은 자전거를 타는 기본자세를 반영하기 때문에 사이클리스트에게 유익할 수 있다. 핸들바의 톱, 후드 또는 드롭 중 어디를 잡고 사이클링을 하든 대흉근은 몸의 지지에 중요한 역할을 한다. 오른쪽 그림을 보면 벤치 프레스의 시작 자세가 자전거를 타고 순항 속도로 달리는 동안 취하는 자세와 흡사하다는 점을 알게 된다. 자전거를 타고 긴 거리를 주행하면 몸이 서서히 피로해지지만, 지지하는 모든 근육의 컨디션이 좋을수록 사이클링은 나아질 것이다.

응용운동   클로스-그립 벤치 프레스
Close-Grip Bench Press

양손을 바에 얹되 곧바로 어깨와 정렬하거나 조금 더 가깝게 모은다. 이 응용운동은 가슴을 단련할 뿐만 아니라 상완삼두근과 전삼각근의 운동부하를 증가시킨다.

서스펜디드 푸시업
Suspended Push-Up

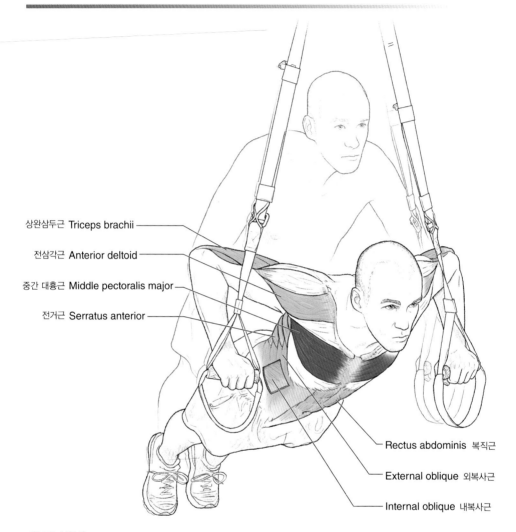

상완삼두근 Triceps brachii

전삼각근 Anterior deltoid

중간 대흉근 Middle pectoralis major

전거근 Serratus anterior

Rectus abdominis 복직근

External oblique 외복사근

Internal oblique 내복사근

운동 방법

1. 서스펜션 기구를 사용하며, 자신의 근력에 따라 끈의 길이를 조정한다. 끈의 높이가 낮을수록 푸시업의 난이도가 올라간다.

2. 서스펜션 끈의 손잡이를 잡고 표준 푸시업 자세를 취한다. 등을 곧게 그리고 평평하게 유지한다.

3. 척추를 꼿꼿이 유지하면서 몸을 내려 가슴이 손의 높이에 오도록 한다.

4. 시작 자세로 되돌아간다(팔꿈치를 편다).

관련근육

주동근육: 중간 대흉근

이차근육: 전삼각근, 상완삼두근, 복직근, 내/외복사근, 전거근

사이클링 포커스

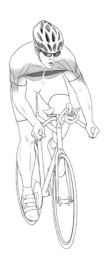

푸시업은 사이클리스트에게 훌륭한 운동이다. 이 운동은 근량을 그리 증가시키지는 않으나, 팔, 가슴, 어깨, 등과 몸통을 강화한다. 이 운동에서는 서스펜션 끈을 추가함으로써 운동범위와 유연성이 증가할 뿐만 아니라 불안정성으로 인해 중심부가 보다 강해진다. 사이클링 중에는 푸시업 자세와 비슷한 자세로 거의 모든 시간을 보내게 된다. 안정된 몸은 페달을 힘껏 밟기 위한 강한 토대를 이룬다. 피로가 오면 자세가 흐트러지기 시작한다. 그리고 자세가 흔들리면서 효율성이 줄어든다. 피트니스 센터에서 푸시업 운동을 하면 사이클링에 필요한 근력과 지구력을 기를 수 있다.

응용운동 짐볼 푸시업
Stability Ball Push-Up

짐볼 위에서 푸시업을 하면 난이도가 증가한다. 이 응용운동에서는 푸시업 동작을 해야 할 뿐만 아니라 몸도 안정화하여 짐볼이 구르지 않게 해야 한다. 아울러 짐볼의 양측을 안쪽으로 압박해 손이 바닥으로 밀려 내려가지 않도록 해야 한다. 먼저 양발을 바닥에 둔 채 이 운동을 시작한다(그림 a 참조). 난이도를 올리고자 하면 양발을 벤치 위에 얹은 채 푸시업을 하도록 한다(그림 b 참조). 일단 벤치 푸시업에 숙달하였으면, 무릎을 편 상태를 유지하면서 그쪽 발을 벤치에서 들어 올리도록 한다. 이렇게 하면 운동이 매우 힘들어진다.

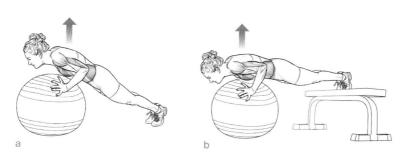

a   b

⚠ **안전수칙:** 이러한 응용운동은 난이도를 점차로 올려야 한다. 짐볼을 잘 붙잡지 못하면 손이 미끄러져 부상을 초래할 수도 있다.

짐볼 덤벨 플라이
Stability Ball Dumbbell Fly

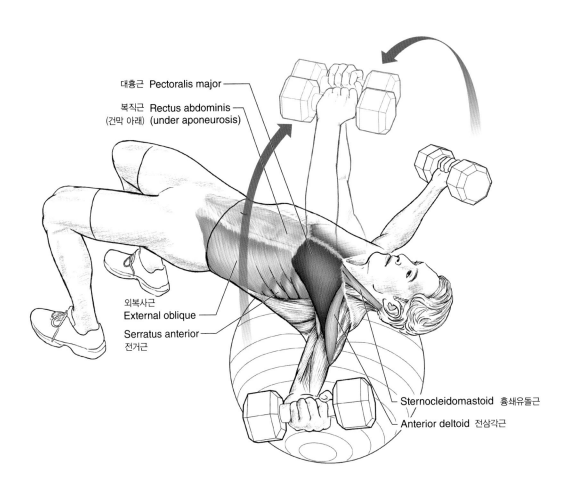

대흉근 Pectoralis major

복직근 Rectus abdominis
(건막 아래) (under aponeurosis)

외복사근
External oblique

Serratus anterior
전거근

Sternocleidomastoid 흉쇄유돌근

Anterior deltoid 전삼각근

운동 방법

1. 짐볼 위에 어깨를 댄 채 뒤로 눕고 목과 머리를 짐볼에서 뗀 상태를 유지한다. 손바닥을 안쪽으로 향하게 한 채 양손에 덤벨을 든다.
2. 양팔을 측면으로 내뻗은 채 시작한다. 팔꿈치는 약간 구부려야 한다(상완과 전완 사이의 각도가 150도를 이 루게 한다).
3. 팔꿈치의 각도가 고정된 상태를 유지하면서 천천히 가슴 위로 덤벨을 모은다.
4. 시작 자세로 되돌아간다.

관련근육

주동근육: 대흉근

이차근육: 전삼각근, 흉쇄유돌근, 복직근, 내/외복사근, 전거근

사이클링 포커스

타임 트라이얼 경주의 마지막은 무척이나 힘들다. 그간 주행하면서 가진 모든 것을 소진한 상태이며, 이제 100미터를 남기고 막판 스퍼트를 위해 자전거를 독려해야 한다. 페달을 밟아댈 때마다 자전거는 측면으로 심히 흔들리게 된다. 팔과 가슴은 이러한 움직임이 파워 또는 핸들 조종을 너무 많이 약화시키지 않도록 한다. 오른쪽 그림을 보면 사이클리스트의 팔 자세가 덤벨 플라이 운동의 자세와 흡사하다는 점을 알 수 있다. 사이클리스트는 자전거를 전진시키는 데 모든 에너지를 쏟고자 한다. 그러므로 대흉근을 사용하여 자전거를 수직면으로 유지해야 한다.

응용운동	펙덱 Pec Deck

펙덱 운동은 대흉근을 구분훈련시킨다. 적절한 자세를 취하고 등을 패드에 밀착시킨 상태를 유지하도록 한다. 힘을 더 내기 위해서는 팔의 자세를 조정하려 하기보다는 대흉근을 사용하는 데 집중한다.

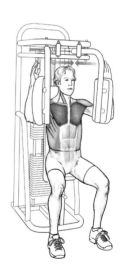

딥
Dip

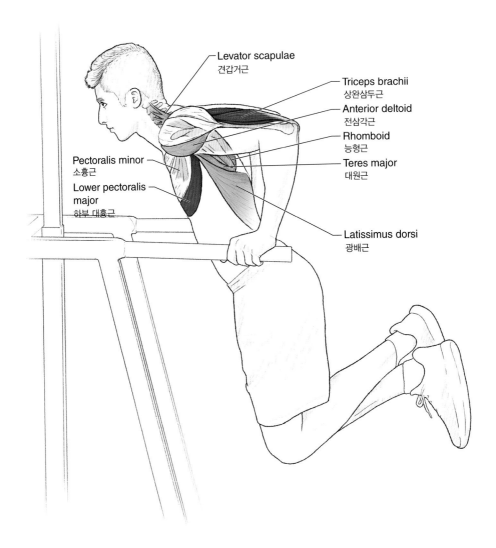

Levator scapulae
견갑거근

Triceps brachii
상완삼두근

Anterior deltoid
전삼각근

Rhomboid
능형근

Teres major
대원근

Pectoralis minor
소흉근

Lower pectoralis
major
하부 대흉근

Latissimus dorsi
광배근

운동 방법

1. 양팔을 펴고 가슴을 앞으로 약 30도 기울인 채 딥 바를 잡는다.

2. 팔꿈치를 구부리면서 몸을 내려 상완(상완골)이 바닥과 평행하도록 한다(팔꿈치를 90도로 구부린다).

3. 몸을 다시 밀어 올려 시작 자세로 되돌아간다.

관련근육

주동근육: 하부 대흉근, 상완삼두근
이차근육: 전삼각근, 광배근, 소흉근, 견갑거근, 대원근, 능형근

사이클링 포커스

앞의 운동 그림과 사이클리스트가 전력 질주하는 모습을 비교해보면 이 운동의 가치를 알 수 있다. 딥 운동은 사이클리스트의 상체를 지지하는 수많은 근육을 단련하기 때문에 내가 아주 좋아하는 가슴 훈련 운동이다. 가슴은 자전거를 타고 전력 질주할 때 안정성, 파워와 핸들 조종에 중요한 역할을 한다. 전력 질주 중 다리가 엄청난 회전력(torque)을 생성해 자전거가 좌우로 움직일 때 대흉근의 근력이 이러한 움직임을 억제해준다. 다리의 모든 에너지는 전방 추진에 사용되어야 하며, 자전거를 좌우로 미친 듯이 흔드는 데 낭비해서는 안 된다. 또한 딥 운동은 어깨관절 전체를 강화해 사이클리스트가 핸들 위에서 몸을 앞으로 기울이며 보낼 수많은 시간에 대비해 지지와 지구력을 증가시킨다.

응용운동 **머신 딥**
Machine Dip

보조 없이는 딥 운동을 수행할 수 없는 사람은 딥 보조 머신을 사용해도 된다. 일반적으로 이러한 머신에는 딥 손잡이를 잡고 있는 동안 무릎을 얹을 수 있는 플랫폼이 있다. 중량을 설정하면 운동 중 몸을 들어 올리고 내릴 때 플랫폼이 보조해준다.

응용운동 **밴드 보조 딥**
Band-Assisted Dip

보조 없이 딥 운동을 수행하는 데 곤란을 겪을 경우에는 딥 손잡이에 밴드를 걸친 다음 무릎을 드리워진 밴드에 올려놓아 밴드가 무릎 바로 밑에서 또는 발목에서 하퇴부를 지지하도록 하면 된다. 나는 피로해지기 시작하면 늘 이러한 방법을 사용한다.

디클라인 덤벨 프레스
Decline Dumbbell Press

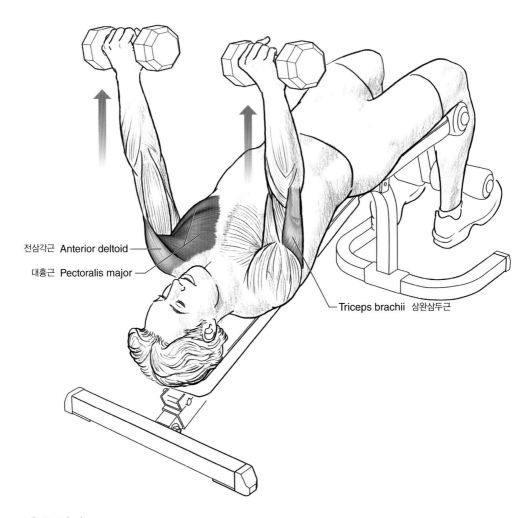

전삼각근 Anterior deltoid

대흉근 Pectoralis major

Triceps brachii 상완삼두근

운동 방법

1. 벤치를 20~40도 정도 아래로 기울여 디클라인 벤치를 설치한다. 벤치에 누워 양손에 덤벨을 든다. 양팔은 펴야 하고 손바닥은 머리 반대쪽을 향해야 한다.
2. 덤벨을 함께 가슴으로 내린다. 손바닥은 계속해서 머리 반대쪽을 향해야 한다.
3. 덤벨을 밀어 올려 시작 자세로 되돌아간다.

관련근육

주동근육: 하부 대흉근
이차근육: 상완삼두근, 전삼각근

사이클링 포커스

디클라인 덤벨 프레스 운동의 자세는 자전거를 타고 양손으로 후드를 잡은 채 언덕길을 오를 때의 자세를 반영한다. 언덕길을 오르기 위해 안장에서 일어서면서 몸통을 앞으로 기울여 페달을 힘껏 돌리는 것을 돕게 된다. 이는 팔, 어깨와 가슴에 가해지는 긴장을 증가시킨다. 하부 대흉근은 자전거의 좌우 움직임을 억제하고 핸들 위에서 체중을 지지하는 데 도움이 된다. 페달을 밟을 때마다 자전거는 좌우로 흔들리게 된다. 대흉근은 이러한 움직임을 억제하고 자세를 효율적으로 유지하도록 돕는다.

응용운동 디클라인 바벨 프레스
Decline Barbell Press

바벨을 사용하면 디클라인 프레스 운동의 안정성이 향상된다. 바를 내릴 때 바는 가슴에 닿으면 멈추게 된다. 이는 부상 가능성을 줄인다. 바를 사용할 경우에 단점은 각 팔의 자유와 운동범위를 제한한다는 것이다. 운동 중 팔이 더 불안정할수록 적절한 자세를 유지해야 하므로 단련되는 이차근육이 더 많아질 것이다.

케이블 크로스오버
Cable Crossover

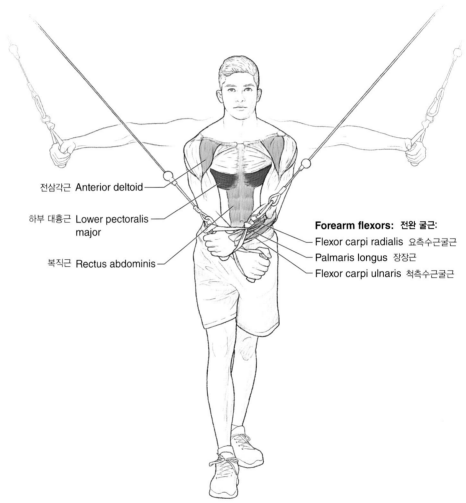

전삼각근 Anterior deltoid

하부 대흉근 Lower pectoralis major

복직근 Rectus abdominis

Forearm flexors: 전완 굴근:
Flexor carpi radialis 요측수근굴근
Palmaris longus 장장근
Flexor carpi ulnaris 척측수근굴근

운동 방법

1. 양손으로 각각 하이 풀리의 손잡이를 붙잡고 몸을 약간 앞으로 기울인다. 양팔은 팔꿈치를 약간만 구부린 채 측면으로 뻗어야 한다.
2. 팔꿈치를 고정시킨 상태를 유지하면서, 손잡이를 몸을 가로질러 당겨 허리의 앞쪽에서 손목이 서로 교차되도록 한다.
3. 천천히 손을 시작 자세로 되돌린다.

관련근육

주동근육: 하부 대흉근

이차근육: 전삼각근, 복직근, 전완 굴근(요측수근굴근, 장장근, 척측수근굴근)

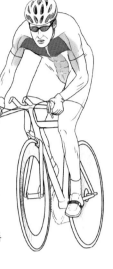

사이클링 포커스

타임 트라이얼 경주의 시작은 사이클링에서 보다 폭발적인 순간의 하나이다. 선수는 정지 상태에서 신속히 경주 속도로 높여야 한다. 이러한 경주용 자전거 에는 흔히 관성을 증가시킬 수 있는 에어로 휠 및 바가 쓰인다. 시간이 되어 심판이 출발시키면 선수는 전력을 다해 페달을 밟는다. 다리를 아래로 몰아갈 때마다 상체는 강력한 힘에 대응하기 위해 당겨진다. 이는 대흉근, 상완이두근과 복근의 강한 수축을 요한다. 케이블 크로스오버 운동은 이러한 수축을 수행하는 신체 능력을 기르도록 돕는다.

응용운동 시티드 케이블 크로스오버
Seated Cable Crossover

앞의 운동은 짐볼 위에 앉아서 해도 된다. 이 응용운동은 더 어렵고 추가로 복근의 활성화를 요한다. 이 운동을 해보면 자세를 안정시키기 위해 중심부 전체가 견고해 지고 수축된다는 점을 알게 된다.

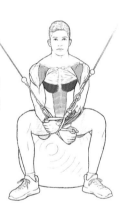

플레이트 스퀴즈
Plate Squeeze

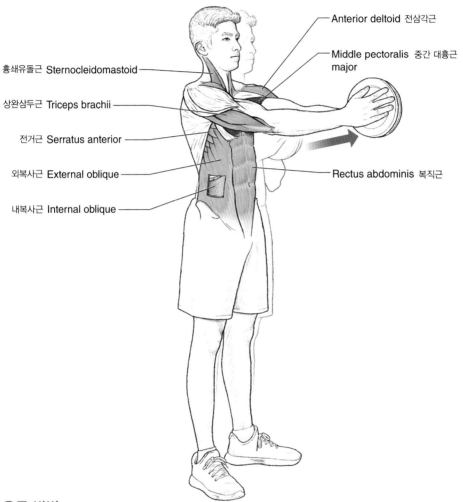

흉쇄유돌근 Sternocleidomastoid

상완삼두근 Triceps brachii

전거근 Serratus anterior

외복사근 External oblique

내복사근 Internal oblique

Anterior deltoid 전삼각근

Middle pectoralis 중간 대흉근 major

Rectus abdominis 복직근

운동 방법

1. 똑바로 선다. 가슴 높이에서 양 손바닥으로 두 개의 웨이트 플레이트를 조인다. (필요하다면 한 개의 웨이트 플레이트로 시작해도 된다.)
2. 등척성 운동을 통해 양손을 플레이트로 미는 데 집중한다.
3. 양팔을 가슴의 앞쪽으로 완전히 신전시켜 바닥과 평행하게 한다. 플레이트를 함께 단단히 조인다.
4. 천천히 시작 자세로 되돌아간다.

관련근육

주동근육: 중간 대흉근

이차근육: 전삼각근, 상완삼두근, 흉쇄유돌근, 복직근, 내/외복사근,
전거근

사이클링 포커스

타임 트라이얼은 사이클링에서 힘든 분야이다. 오직 시간과의 싸움인
경기장에 나서는 것은 정신적으로 어렵다. 그러한 어려움에 더해 자전거의
제어가 있다. 에어로 바를 잡고 코너링을 하는 것은 쉬운 일이 아니다. 코너
또는 험난한 구간을 지나가면서 자전거를 제어하기 위한 한 가지 방법은 대흉근을
등척성으로 수축시키는 운동을 하여 에어로 바를 잡은 양팔을 안정화하는 것이다. 이는
분명 어느 정도 연습을 필요로 한다.

응용운동 수직 동작 플레이트 스퀴즈
Plate Squeeze With Vertical Movement

앞의 운동을 설명한 대로 수행하되, 일단 양팔이 완전히 신전되면 양팔을 허리 쪽으로 내린다(팔꿈치가 펴진
상태를 유지한다). 그런 다음 양팔을 머리 높이로 올린다. 이는 보기보다 상당히 더 힘들다.

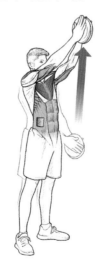

덤벨 풀오버
Dumbbell Pullover

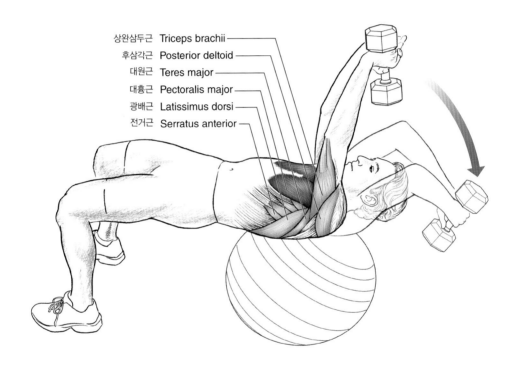

상완삼두근	Triceps brachii
후삼각근	Posterior deltoid
대원근	Teres major
대흉근	Pectoralis major
광배근	Latissimus dorsi
전거근	Serratus anterior

운동 방법

1. 짐볼 위에 등을 대고 누워 양손으로 덤벨 웨이트 플레이트의 내측 가장자리를 붙잡는다.
2. 덤벨을 가슴 위로 둔 채 시작하며, 팔꿈치를 약간 구부린 상태를 유지하면서 천천히 덤벨을 아래로 그리고 뒤로 내려 머리 높이에 이르도록 한다.
3. 팔꿈치의 각도를 일정하게 유지하면서 어깨를 중심으로 회전시켜 웨이트를 다시 수직 위치로 올린다.

관련근육

주동근육: 대흉근
이차근육: 광배근, 전거근, 대원근, 후삼각근, 상완삼두근, 능형근, 소흉근

사이클링 포커스

타임 트라이얼 자전거를 타고 긴 직선 주로를 질주할 때에는 이 운동에서 단련되는 많은 근육을 사용하게 된다. 이 운동의 동작이 중간에 이르면 그 자세가 에어로 바에서 양팔을 내뻗은 사이클리스트와 흡사하다. 힘차게 페달을 밟을 때마다 사이클리스트는 바를 뒤로 당겨 발이 페달에 힘을 싣게 된다. 요컨대 타임 트라이얼 경주의 핵심은 빨리 달리는 것이다. 프로 사이클리스트인 내 친구는 최근 타임 트라이얼 경주에서 빨리 주행하는 비결을 밝혔다. 그는 "그저 페달을 더 열심히 밟아야 한다. 이것이 프로들의 비밀이다"라고 말했다.

응용운동 벤치 스트레이트-암 바벨 풀오버
Straight-Arm Barbell Pullover on Bench

덤벨 대신 스트레이트 바벨을 사용한다. 이 응용운동은 동작 내내 양팔의 팔꿈치가 펴진 상태를 유지한다는 점에서 다르다. 이는 움직임을 유연하게 하도록 돕는다.

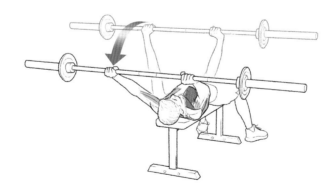

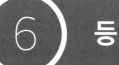

6 등

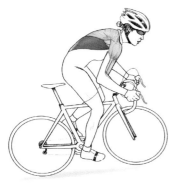

등을 강하고 건강하게 하는 것은 사이클링에서 체력, 건강과 운동 수행능력에 무엇보다 중요하다. 등과 척추는 자전거를 탈 때 자세와 파워 생성에 토대를 제공한다. 불행하게도 사이클리스트는 등에 이상이 생겼다고 빈번히 호소한다. 사이클링을 할 때에는 몸을 앞으로 숙인 자세를 취하기 때문에 등의 근육이 끊임없이 동원된다. 이러한 스트레스는 몸이 사이클링 훈련을 견뎌내도록 단련되고 훈련되어 있지 않으면 몸에 많은 이상을 초래할 수 있다. 자전거를 타고 앉아 있든 또는 서 있든 등은 견고한 기반을 제공한다. 바로 이러한 토대를 통해 엉덩이, 둔부와 다리는 사이클리스트가 페달을 밟아 회전시키는 동안 내내 파워를 생성할 수 있다.

  등을 건강하게 하는 최선의 전략은 이상이 오기 전에 미리 등의 근육을 단련하는 것이다. 이 장에서 소개하는 운동은 바로 이러한 목적에 도움이 된다. 처음으로 운동을 시작할 때에는 천천히 시작하고 가벼운 웨이트를 사용해야 한다. 서두르지 말고 등의 근력을 기르면 장기적으로 이득이 될 것이다. 등은 본래 강하므로 가볍게 시작할 때에는 근력이 향상되고 있지 않다고 생각할 수도 있다. 인내심이 필요하다. 이러한 초기

운동은 향후 무거운 웨이트로 훈련하기 위한 발판이 된다. 운동을 신중하게 하고 움직임에 집중하면 근력이 점진적으로 향상될 것이다. 최소한의 하중을 들어 올리고 있다고 생각할지라도 종종 운동 후 하루나 이틀이면 그 효과를 체험하게 된다. 적응은 휴식하는 날에 일어나므로 근육이 충분히 회복할 수 있도록 한다. 예를 들어 피트니스 센터에서 등 운동을 한 후 다음날 심한 사이클링을 해서는 안 된다.

이 장에는 주행과 경주의 스트레스 요인에 대비해 등의 근육을 단련하는 운동이 소개되어 있다. 이 책의 많은 운동처럼 등 운동은 동일한 운동에 의해 여러 근육이 단련된다는 의미인 크로스오버(crossover) 효과를 어느 정도 동반한다. 그러나 각각의 운동에서 목표 근육으로 나열되어 있는 근육군에 초점을 두어야 한다. 이렇게 하면 훈련에서 최대의 효과를 보는 데 도움이 되며, 특정한 근육군을 염두에 둠으로써 피트니스 센터에서 그리고 자전거를 탈 때 자세가 개선될 수 있다.

골격 해부구조

척추는 자세와 움직임을 위한 신체의 고정점이다. 척추는 7개의 경추(C1~C7), 12개의 흉추(T1~T12), 5개의 요추(L1~L5), 유합된 천추(S1~S5), 유합된 미추로 되어 있다. 척수가 들어 있는 추골들은 쌓아져 있어 몸통과 목을 지지하고 움직이는 것이 가능하다. 각각의 추골은 위아래 추골과 여러 지점에서 접촉한다(그림 6-1 참조). 이러한 접촉점을 관절면(articular facet)이라고 한다. 각각의 레벨에서는 측방관(추간공, intervertebral foramen)이 형성되어 있어 신경이 척수에서 뻗어 나와 전신의 다양한 곳으로 간다. 척추에는 상당히 많은 인대가 있어 척추체(vertebral body, 척추뼈몸통)들의 안정과 결합을 돕는다.

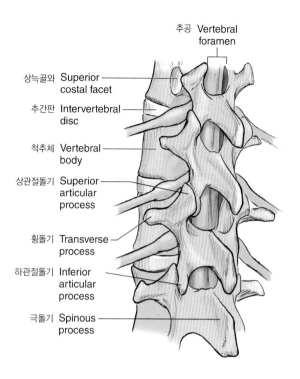

추공 Vertebral foramen

상늑골와 Superior costal facet

추간판 Intervertebral disc

척추체 Vertebral body

상관절돌기 Superior articular process

횡돌기 Transverse process

하관절돌기 Inferior articular process

극돌기 Spinous process

그림 6-1. **척추**

추간판(intervertebral disc)은 추골들 사이에서 완충 역할을 하고 척추가 부드럽게 움직이도록 한다. 이 디스크의 외측 섬유 부분은 섬유륜(annulus fibrosus)이라고 한다. 압력과 압박의 분산을 돕는 내측 부분은 수핵(nucleus pulposus)이라고 한다. 추간판 탈출증(herniated disc)은 외측 섬유테가 파열되어 수핵이 돌출할 때 일어난다. 이러한 돌출은 디스크 주위의 어디서나 발생할 수 있으나, 추간공 근처에서 발생하면 척추에서 나가는 신경을 압박해 극심한 통증과 쇠약을 유발할 수 있다.

사이클링 자세가 척추의 자연스런 만곡에 가해지는 해부학적 스트레스 요인이 되기 때문에 사이클리스트는 등에 이상을 일으키는 경향이 있다. 정상적으로 요추는 전만(lordotic curve)을 그려 앞으로 볼록하게 굽은 모양이다. 자전거를 탈 때 이러한 만곡은 펴진다. 사이클리스트는 공기역학을 향상시키기 때문에 '편평 등(flat back)' 자세로 자전거 타기를 좋아한다. 그러나 전만이 펴지면 요추와 추간판의 전방면에 가해지는 압력이 증가할 수 있다. 그 힘이 너무 커지면 추간판 탈출증을 초래할 수 있다. 피트니스 센터에서 훈련과 등 및 배 근육의 단련을 서서히 진행하면 사이클링 자세에서 올 수도 있는 많은 이상을 완화할 수 있다.

등 근육

사이클링을 자주 하면 강한 근육이 길러지는데, 신체에서 가장 잘 발달되는 부위의 하

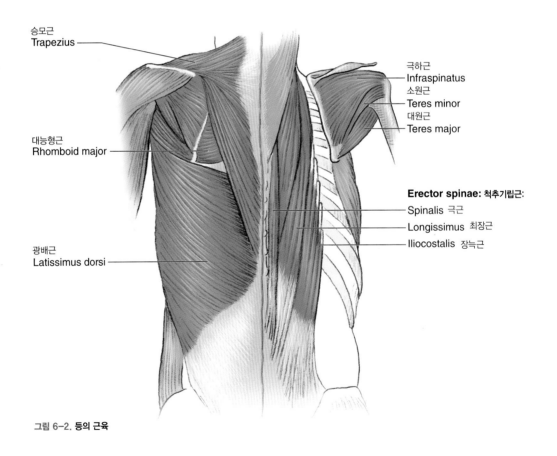

그림 6-2. 등의 근육

나가 등이다. 여러 층으로 이루어진 근육들이 척추와 어깨를 지지하고 움직인다(그림 6-2 참조). 그림에서 근섬유의 방향에 주의를 기울인다. 이들 섬유의 수축과 이완이 운동의 초점이 되기 때문이다.

승모근

삼각형 모양의 승모근(trapezius)은 등에서 가장 바깥에 있는 큰 근육이다. 이 근육은 두개골의 바닥에서 그리고 척추를 따라 기시하고 등을 가로질러 가서 견갑골과 쇄골에 서 정지한다. 승모근은 근섬유가 여러 방향으로 주행하면서 크게 부채꼴로 펼쳐진 해 부구조를 하고 있기 때문에 여러 활동을 수행한다. 기능적 관점에서 이 근육은 3개 부 위로 나눌 수 있으며, 전체 근섬유가 작용해 제4의 기능을 수행한다.

상부 섬유(상승모근): 견갑골 상승과 외전(elevation and abduction, 어깨를 으쓱하 거나 들어 올리는 동작)

중간 섬유(중승모근): 견갑골 후인(retraction, 정중선에서 견갑골을 서로 당기는 동작)

하부 섬유(하승모근): 견갑골 하강(depression, 견갑골을 아래로 당기는 동작)

전체 섬유: 견갑골 회전(rotation)

광배근

광배근(latissimus dorsi)은 등에서 삼각형 모양을 한 또 하나의 큰 근육이다. 이 근육 은 척추 하부와 골반의 후상연(장골능)을 따라 기시한다. 이러한 기시부의 반대쪽 끝에서 근섬유들이 합쳐져 질긴 섬유 띠(건)를 형성하고 이 띠는 상완골의 상부(대흉근의 정지부 근처)에서 정지한다. 광배근이 수축하면 상완골을 아래와 뒤로 당겨 어깨가 신전된다. 또한 이 근육은 어깨를 내전시킨다(몸 쪽으로 팔을 안쪽으로 당기는 동작).

견갑거근과 능형근

승모근 밑에 있는 견갑거근(levator scapulae), 대능형근(rhomboid major)과 소능형근(rhomboid minor)은 견갑골을 상부 척추에 연결한다. 그 이름이 의미하듯이 견갑거근은 견갑골을 상승시킨다. 대/소능형근은 승모근의 중간 섬유(중승모근)와 협력하여 견갑골을 후인(뒤당김) 한다. 이 모든 근육은 어깨와 등 상부의 안정화에 도움을 준다.

척추기립근

척추기립근(erector spinae)은 척추를 따라 길게 뻗어 있다. 이 근육은 장늑근(iliocostalis), 최장근(longissimus), 극근(spinalis) 등 3개 근육으로 구분된다. 이들 근육의 주요 역할은 척추의 안정화와 신전이다. 자전거를 타면서 몸을 앞으로 숙인 사이클링 자세를 취할 때 척추기립근은 수축해 부하에 맞선다. 많은 등 운동은 이러한 아주 중요한 근육들을 직접 또는 간접적으로 훈련시킨다.

워밍업과 스트레칭

이전 장들에서 언급하였듯이 적절한 워밍업은 등의 부상 방지에 필수적이다. 고정 자전거 타기는 이 장에서 소개하는 운동을 위한 워밍업으로 효과적이다. 또한 로잉 (rowing)도 아주 좋은 심장 워밍업인데, 전신을 활성화하면서 특히 등의 근육을 풀어준다. 아울러 본 운동에 들어가기 전에 스트레칭을 충분히 하도록 한다. 스트레칭을 할 때 이 장의 등 운동 가운데 일부를 웨이트 없이 흉내 내서 해도 되며, 각각의 자세를 최소한 30초 동안 유지한다. 아울러 일부 쉬운 등 굴곡 및 신전 운동을 해야 한다.

데드리프트
Deadlift

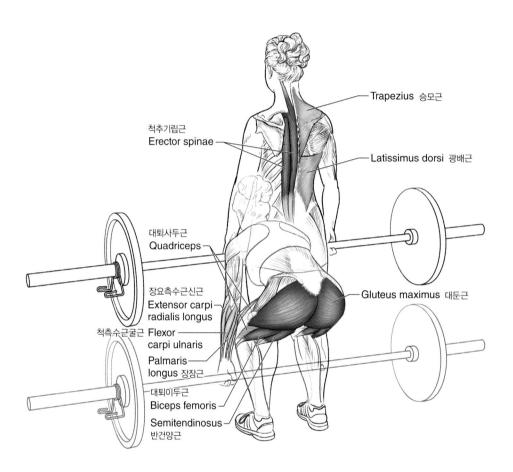

Trapezius 승모근

척추기립근
Erector spinae

Latissimus dorsi 광배근

대퇴사두근
Quadriceps

장요측수근신근
Extensor carpi
radialis longus

척측수근굴근 Flexor
carpi ulnaris

Palmaris
longus 장장근

대퇴이두근
Biceps femoris

Semitendinosus
반건양근

Gluteus maximus 대둔근

운동 방법

1. 바벨을 바닥에 놓은 채 시작한다. 양발을 어깨너비로 벌리고 무릎을 구부린 채 양손을 어깨너비로 벌린 오버핸드 그립으로 바벨을 잡는다. 팔은 운동 내내 편 상태로 유지한다.
2. 척추를 곧게 펴고 턱을 든 상태를 유지하면서 바벨을 허리까지 들어 올리고 엉덩이를 편다.
3. 천천히 바벨을 다시 바닥으로 내린다.

⚠ **안전수칙:** 이 운동 중에는 올바른 자세가 필수이다. 머리는 위를 바라보고 등은 곧게 편 상태를 유지한다. 이렇게 하면 척추가 곧게 펴져 부상의 방지에 도움이 된다.

관련근육

주동근육: 척추기립근(극근, 최장근, 장늑근), 대둔근, 햄스트링(반건양근, 반막양근, 대퇴이두근)
이차근육: 승모근, 광배근, 대퇴사두근(대퇴직근, 외측/내측/중간광근), 장요측수근신근, 척측수근굴근, 장장근

사이클링 포커스

이 운동은 어느 등 운동에서든 필수이다. 이는 강력한 전신 움직임을 요하기 때문에 신체를 활성화하여 전반적인 근력과 근육 발달을 향상시킨다. 이 운동은 근육 발달에 필요한 모든 호르몬과 매개물질을 분비하라고 신체에 신호를 보낸다. 척추기립근은 자전거를 타는 동안 몸의 지지에 중요한 역할을 한다. 데드리프트 운동이 사이클리스트에게 아주 좋은 이유는 이렇게 중요한 등 근육을 단련할 뿐만 아니라 사이클리스트가 크랭크를 힘차게 돌리도록 돕는 일부 파워하우스(powerhouse, 중심부) 근육도 단련하기 때문이다. 이 운동에서는 등 하부가 부하를 받는 것이 분명하나, 햄스트링, 둔근과 대퇴사두근에도 근력 훈련이 되는 효과가 있다. 다시 말하지만, 나는 여러 근육을 동시에 단련하는 운동을 좋아하며, 데드리프트는 이러한 목적에 딱 맞다.

응용운동 스모 데드리프트 (와이드-스탠스 데드리프트)
Sumo Deadlift (Wide-Stance Deadlift)

스탠스를 넓히고 발가락을 바깥쪽으로 향하게 한다. 보통의 데드리프트에서 설명한 것과 동일한 기법으로 운동한다. 그림에서 보듯이 오버언더 그립을 사용하고자 할 수도 있다. 스탠스를 넓히면 대퇴사두근과 고관절 내전근의 훈련에 강조점을 두게 된다.

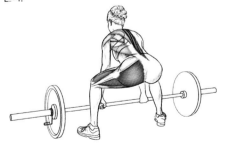

굿모닝
Good Morning

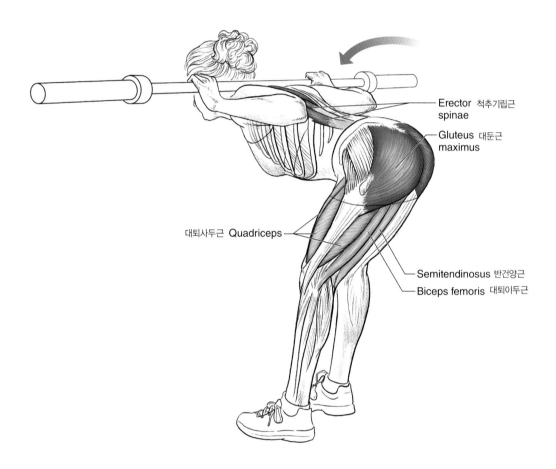

Erector spinae 척추기립근

Gluteus maximus 대둔근

대퇴사두근 Quadriceps

Semitendinosus 반건양근

Biceps femoris 대퇴이두근

운동 방법

1. 양발을 어깨너비로 벌리고 바벨을 어깨에 올려놓은 채 똑바로 선다.

2. 등을 곧게 그리고 시선을 위로 유지하면서 엉덩이(허리가 아님)를 구부려 상체가 바닥과 거의 평행하도록 한다.

3. 천천히 몸통을 똑바로 선 자세로 되돌린다.

관련근육

주동근육: 척추기립근(극근, 최장근, 장늑근), 대둔근
이차근육: 햄스트링(반건양근, 반막양근, 대퇴이두근), 대퇴사두근(대퇴직근, 외측/내측/중간광근)

사이클링 포커스

이 운동을 할 때에는 무리하게 해서 훈련시키려는 근육에 좌상을
일으키지 않도록 조심한다. 굿모닝 운동은 사이클링 중 자세를
유지하는 근육의 발달을 돕는다. 척추기립근이 강해지면 자세
는 물론 파워 전달이 향상된다. 이상적으로는 양손으로 핸들바
드롭을 잡은 채 자전거를 탈 때 등이 상당히 곧고 평평해야 한
다. 자전거 트레이너(자전거에 부착하여 실내 훈련용
으로 고정시키는 장치) 위에서 또는 자전거를 타고 반
사되는 윈도우를 지나갈 때 자세를 점검하여 등이 평
평하고 공기역학적이 되도록 한다. 아울러 척추기립
근 등 척추를 따라가는 모든 근육은 척추를 안정화하
고 척추 아탈구(vertebral subluxation, 하나의 척추체가 또 다른 척추체 위에서 밀려나가는 것) 위험을 감소시
킨다.

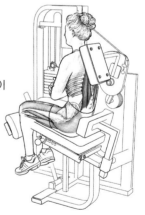

응용운동 머신 백 익스텐션
Machine Back Extension

백 익스텐션 머신을 사용하면 앞의 운동보다 안정성이 향상된다. 등에 이상이
있었거나 등 부상에서 회복 중인 경우에 머신은 척추기립근을 서서히 단련
하는 데 좋은 기구이다. 등을 펴려고 골반을 들어 올리지 않도록 한다. 목
표는 등의 근육을 구분훈련시키는 것이다.

풀업
Pull-Up

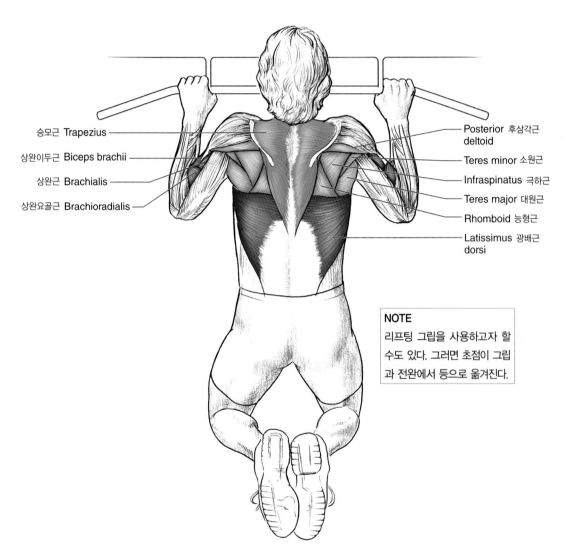

승모근 Trapezius

상완이두근 Biceps brachii

상완근 Brachialis

상완요골근 Brachioradialis

Posterior 후삼각근
deltoid

Teres minor 소원근

Infraspinatus 극하근

Teres major 대원근

Rhomboid 능형근

Latissimus 광배근
dorsi

NOTE
리프팅 그립을 사용하고자 할
수도 있다. 그러면 초점이 그립
과 전완에서 등으로 옮겨진다.

운동 방법

1. 양손을 어깨너비보다 약간 더 넓게 벌린 채 풀업 바에 매달린다.

2. 몸을 흔들지 않으면서 턱을 풀업 바로 당겨 올린다.

3. 천천히 시작 자세로 되돌아간다(양팔을 편다).

관련근육

주동근육: 광배근, 상완이두근, 상완근, 상완요골근
이차근육: 후삼각근, 능형근, 대/소원근, 극하근, 내/외복사근, 승모근

사이클링 포커스

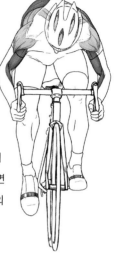

많은 사이클리스트가 풀업 운동을 싫어한다. 그러한 사람이 되어서는 안 된다. 이는 등에 있는 대부분의 근육을 단련하는 대표적인 운동이다. 또한 이 운동은 상완이두근, 상완근과 상완요골근에 강조점을 둔다. 이 운동은 가성비가 높기 때문에 내가 좋아하는 등 운동이다. 사이클리스트는 이 모든 근육에 의존하여 몸을 지지하고 최적의 추진력을 크랭크에 전달한다. 사이클리스트가 양손으로 핸들을 잡고 언덕길을 오르든, 전력 질주하든, 혹은 순항 속도로 주행하든, 이 운동에서 훈련된 근육들의 일부가 사용된다. 나는 여러 근육군을 동시에 단련하는 운동이라면 어느 것이든 좋아하며, 간단한 풀업 운동은 이러한 목적에 딱 맞다. 이 운동은 거의 모든 운동 프로그램에 포함시키면 효과적일 수 있다.

응용운동　풀업 어시스트 머신
Pull-Up Assist Machine

이 머신은 보조 없이는 풀업 운동을 수행하기가 어려울 경우에 큰 도움이 된다. 머신에 표시되는 중량 값은 풀업 중 제공되는 보조의 정도를 나타낸다. 따라서 머신의 중량 값을 올릴수록 풀업은 더 쉬워진다.

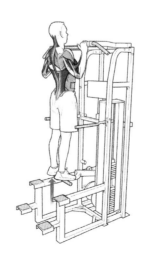

풀다운
Pull-Down

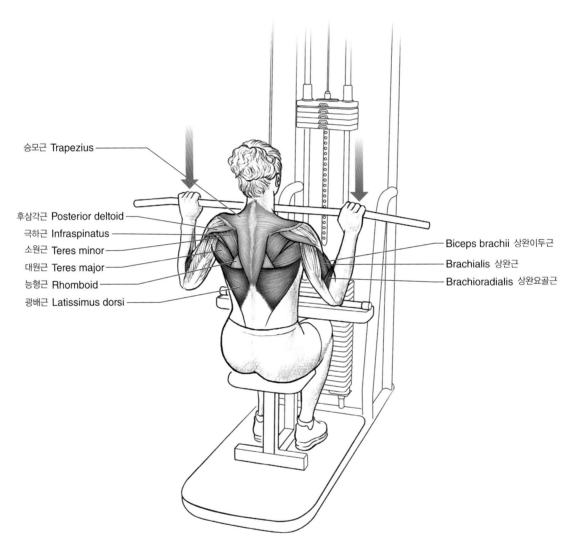

승모근 Trapezius

후삼각근 Posterior deltoid
극하근 Infraspinatus
소원근 Teres minor
대원근 Teres major
능형근 Rhomboid
광배근 Latissimus dorsi

Biceps brachii 상완이두근
Brachialis 상완근
Brachioradialis 상완요골근

운동 방법

1. 넓적다리를 패드 아래에 밀어 넣은 채 앉는다. 양손을 넓게 벌린 팜아웃 그립으로 풀다운 바를 잡는다.

2. 몸을 움직이지 않으면서 바를 아래로 당겨 가슴에 닿게 한다.

3. 시작 자세로 되돌아간다(양팔을 편다).

관련근육

주동근육: 광배근, 상완이두근, 상완근, 상완요골근

이차근육: 후삼각근, 능형근, 대/소원근, 극하근, 내/외복사근, 승모근

사이클링 포커스

내 견해로는 풀업이 약간 더 나은 운동이지만, 풀다운도 꽤 효율적이고 유용한 운동이다. 이 운동은 점차로 풀업이란 목표에 이르도록 돕거나 풀업 바에서 운동하면서 기력이 다했을 때 반복을 늘리도록 도울 수 있다. 등, 팔, 어깨와 몸통의 근육들이 모두 이 운동의 수행에 기여한다. 등이 적절히 안정되어 있으면서 강하면 강도 높은 사이클링을 포함하는 훈련주기들에서 부상으로부터 자유롭고 편안해질 수 있다. 사이클링 오프시즌은 이러한 근육들을 강화하고 다가올 훈련 시즌의 운동부하로 인한 스트레스에 대비해 몸을 만드는 최적기이다. 훈련 시즌이 시작되기 전에 등이 이와 같은 긴장에 잘 대비되어 있으면 시즌 중에 등의 불편에 신경을 쓰기보다는 체력에 집중할 수 있다.

응용운동	내로우 그립, 친업 그립과 와이드 그립 풀다운
	Pull-Down With Narrow Grip, Chin-Up Grip, and Wide Grip

풀다운에는 많은 응용운동이 있다. 이들 각각은 일반적으로 동일한 근육들을 단련하지만 그립과 팔의 자세에 따라 강조점이 약간 다르다. 예를 들어 언더핸드 친업 그립 자세는 대흉근과 상완이두근을 약간 더 활성화한다. 피트니스 센터에서 서로 다른 자세를 시도해보아 운동을 섞어 하도록 한다.

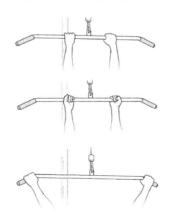

벤트오버 바벨 로우
Bent-Over Barbell Row

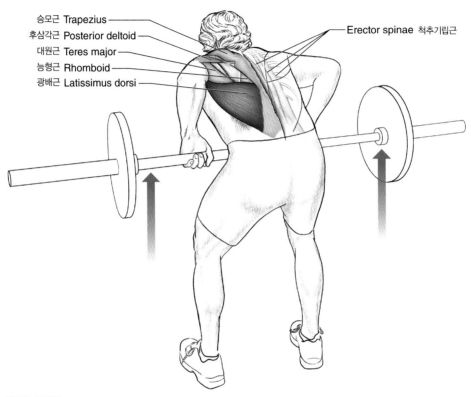

승모근 Trapezius
후삼각근 Posterior deltoid
대원근 Teres major
능형근 Rhomboid
광배근 Latissimus dorsi

Erector spinae 척추기립근

운동 방법

1. 양손을 어깨너비로 벌리고 양팔을 편 채 오버핸드 그립으로 바벨을 잡는다. 등을 곧게 펴고 몸통을 앞으로 기울여 바닥과 약 45도가 되게 한 채 선다.
2. 몸통을 움직이지 않으면서 가슴 하부로 바벨을 수직으로 당겨 올린다.
3. 잠시 멈춘 후 바벨을 시작 자세로 내린다.

관련근육

주동근육: 광배근
이차근육: 척추기립근(극근, 최장근, 장늑근), 상완이두근, 상완근, 상완요골근, 후삼각근, 승모근, 능형근, 대원근

⚠ **안전수칙:** 엉덩이로만 몸을 구부리도록 해야 한다. 척추는 곧게 펴야 한다. 등을 구부리기 시작하면 등 하부에 불필요한 긴장을 가하게 된다. 이는 부상을 초래할 수도 있다.

사이클링 포커스

양쪽 그림에서 보듯이 이 운동의 자세는 흔한 사이클링 자세와 흡사하다. 양손으로 핸들바 후드를 잡고 언덕길을 오를 때에는 리드미컬하게 핸들을 당기게 된다. 이때 등(거의 광배근), 어깨와 팔이 안정성과 언덕길 공략에 필요한 여분의 추진력을 제공하도록 돕는다. 또한 벤트오버 바벨 로우는 척추기립근을 단련하기 때문에 사이클리스트에게 이상적인 운동이다. 이 운동에서 사용되는 각도는 자전거를 타고 안장에서 일어서 언덕길을 오를 때 취하는 등의 각도에 아주 가깝다. 이 운동을 훈련 프로그램에 포함시키면 향후 험한 산악 지형을 견뎌내도록 몸이 단련될 것이다.

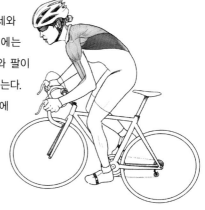

응용운동 T바 로우
T-Bar Row

T바 로우는 바벨 로우의 좋은 대체운동이다. 이러한 운동은 T바가 장착되어 있는 머신은 물론 프리웨이트 바(bar)로 해도 된다.

시티드 로우
Seated Row

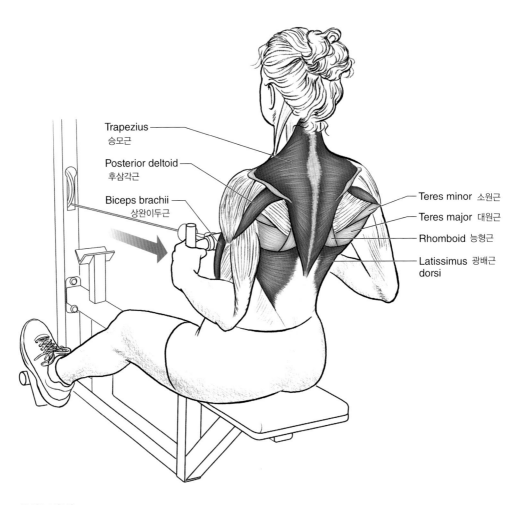

Trapezius
승모근

Posterior deltoid
후삼각근

Biceps brachii
상완이두근

Teres minor 소원근

Teres major 대원근

Rhomboid 능형근

Latissimus 광배근
dorsi

운동 방법

1. 로잉 플랫폼에 앉아 양발을 어깨너비로 벌리거나 발판에 얹는다. 로우 풀리를 향한 채 엄지가 위로 가는 섬 업 그립으로 손잡이를 잡는다. 양팔은 펴야 한다.
2. 등을 곧게 유지하면서 견갑골을 척추 쪽으로 당겨 모으는 데 집중한다. (양팔은 여전히 펴져 있어야 한다.)
3. 일단 견갑골이 충분히 후인(뒤당김) 되었으면, 손잡이를 가슴 쪽으로 당기고 팔꿈치를 몸의 양옆에 밀착시킨다.
4. 시작 자세로 되돌아가되, 먼저 양팔을 신전시킨 다음 견갑골이 이완되게 한다.

관련근육

주동근육: 승모근, 광배근, 후삼각근, 상완이두근

이차근육: 능형근, 대/소원근, 척추기립근(극근, 최장근, 장늑근), 상완근, 상완요골근

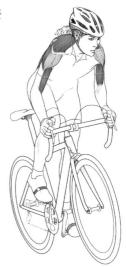

사이클링 포커스

다양한 지형에서 사이클링을 하다 보면 어느 지점에선가 불가피하게 가파른 도로와 마주치게 된다. 자전거의 기어를 가장 편리한 상태로 바꾸어도 사이클리스트는 추진력을 유지하기 위해 애쓴다. 매번 페달을 돌리는 것은 지루한 일이며, 힘써 회전시킬 때마다 사이클리스트는 팔과 등에 의존하여 핸들을 당겨야 한다. 시티드 로우 운동은 팔과 등에 충분한 힘을 기르도록 도와준다. 왼쪽 그림에서 그립 자세는 핸들바의 드롭 또는 후드를 잡는 것을 반영한다. 스트레이트 바 손잡이를 사용하여(팜다운 그립으로 잡아) 핸들바의 톱을 잡는 것을 반영해도 좋다.

응용운동 머신 로우
Machine Row

머신 로우로도 동일한 운동을 할 수 있다. 그러나 가슴이 패드의 지지를 받기 때문에 등 하부 운동은 어느 정도 손해를 보게 된다.

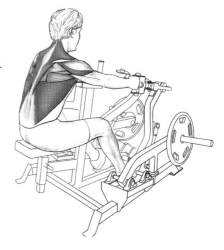

퍼펜디큘러 랜드마인 로우
Perpendicular Landmine Row

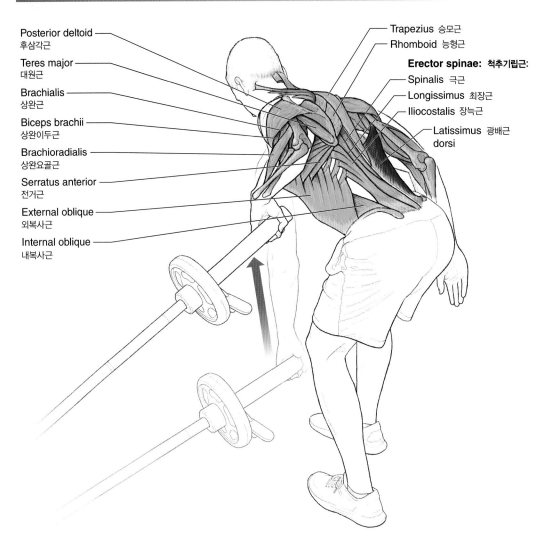

Posterior deltoid
후삼각근

Teres major
대원근

Brachialis
상완근

Biceps brachii
상완이두근

Brachioradialis
상완요골근

Serratus anterior
전거근

External oblique
외복사근

Internal oblique
내복사근

Trapezius 승모근
Rhomboid 능형근

Erector spinae: 척추기립근:

Spinalis 극근
Longissimus 최장근
Iliocostalis 장늑근

Latissimus 광배근
dorsi

운동 방법

1. 바벨을 몸과 직각으로 놓는다. 바벨에 더 가까운 발을 약간 뒤로 두어 양발이 엇갈린 자세를 취하도록 한다. 몸은 전방을 향하게 한다.

2. 몸통을 앞으로 45도 구부리고 무릎을 구부린 상태를 유지하면서, 발을 뒤로 둔 쪽 손을 오버핸드 그립으로 해서 바벨의 끝부분을 잡는다.

3. 등을 곧게 편 채 손을 곧장 겨드랑이로 당겨 올린다. 등의 중앙에서 견갑골을 당겨 모으는 데 집중한다.

4. 팔꿈치를 펴진 시작 자세로 되돌린다.

5. 이상과 동일하게 양측으로 세트들을 수행한다.

관련근육

주동근육: 광배근

이차근육: 척추기립근(극근, 최장근, 장늑근), 상완이두근, 상완근, 상완요골근, 후삼각근, 승모근, 능형근, 대원근, 내/외복사근, 전거근

사이클링 포커스

벤트오버 바벨 로우처럼 이 운동은 자전거를 타는 자세와 흡사하다. 아울러 운동의 비대칭 때문에 이 운동에서는 자세를 유지하기 위해 중심부 근육을 동원하게 된다. 나는 이 운동을 정말로 좋아하는데, 내가 가파른 언덕길을 힘써 오르거나 가속하면서 자전거를 좌우로 흔들 때 근육이 작용하는 것과 동일한 방식으로 근육이 활성화되는 것을 이 운동에서 느낄 수 있기 때문이다. 퍼펀디큘러 랜드마인 로우는 내가 페달에 순수한 파워를 실을 때 필요한 다양한 안정근에 스트레스를 가한다.

응용운동 벤트오버 케틀벨 레이즈
Bent-Over Kettlebell Raise

앞의 운동은 비대칭적인 움직임으로 골격에 회전력을 가하는 것이 핵심이다. 이 운동은 케틀벨 또는 덤벨로 해도 된다.

짐볼 익스텐션
Stability Ball Extension

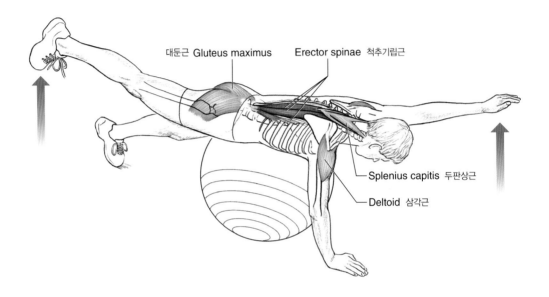

대둔근 Gluteus maximus   Erector spinae 척추기립근

Splenius capitis 두판상근

Deltoid 삼각근

운동 방법

1. 하복부를 짐볼 위에 걸친 채 엎드린다.
2. 한쪽 발을 바닥에 놔둔 채 그쪽 팔과 반대쪽 다리를 올리고 신전시키면서 등이 아치를 이루게 한다. 팔꿈치와 무릎은 곧아야(신전시켜야) 한다.
3. 천천히 팔과 다리를 내린다. 짐볼의 윤곽을 따라 몸을 감는다.
4. 반대쪽 팔과 다리로 운동을 반복한다.

관련근육

주동근육: 척추기립근(극근, 최장근, 장늑근)
이차근육: 두판상근, 대둔근, 삼각근, 오훼완근

사이클링 포커스

자전거를 탈 때 척추기립근은 끊임없이 운동부하를 견뎌내야 한다. 사이클링 중 대다수의 시간은 이들 근육이 몸을 앞으로 기울이는 자세를 유지한다. 등이 아프거나 피로해지면 대개 척추기립근군이 주범이다. 짐볼 익스텐션 운동은 최대로 신전된 상태의 완전한 운동범위를 이루도록 해주기 때문에 특히 효과적이다. 이렇게 하면 자전거를 타면서 등을 앞으로 구부린 채 보내는 시간들에 대비하게 된다. 이 운동의 효과를 증가시키기 위해 웨이트를 추가해야 한다고 생각할 필요는 없다. 근육을 완전한 운동범위로 스트레칭 하고 움직여주면 근섬유로부터 최대의 효과를 보는 데 도움이 된다는 점을 기억한다.

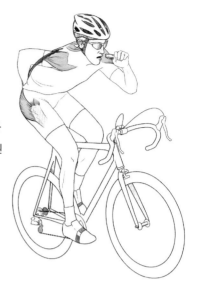

![응용운동] **더블-암 짐볼 익스텐션**
Double-Arm Stability Ball Extension

좋은 응용운동은 양팔을 함께 올리고 등을 충분히 신전시키는 것이다. 양발은 지면에 놔두거나 한 번에 한쪽 다리를 교대로 올린다. 또 다른 대안은 짐볼 위에서 몸을 앞으로 기울여 양손 또는 양쪽 전완을 지면에 댄 채 푸시업과 비슷한 자세를 취하는 것이다. 그런 다음 쭉 편 양쪽 다리를 천장 쪽으로 들어 올려 등 하부를 신전시킨다.

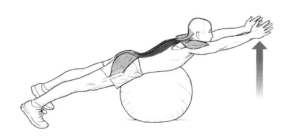

스태틱 백 익스텐션과 리버스 플라이
Static Back Extension With Reverse Fly

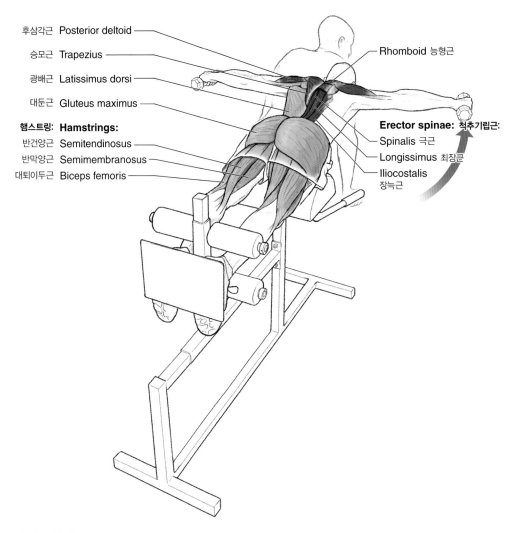

후삼각근 Posterior deltoid

승모근 Trapezius

광배근 Latissimus dorsi

대둔근 Gluteus maximus

햄스트링: Hamstrings:

반건양근 Semitendinosus

반막양근 Semimembranosus

대퇴이두근 Biceps femoris

Rhomboid 능형근

Erector spinae: 척추기립근:

Spinalis 극근

Longissimus 최장근

Iliocostalis
장늑근

운동 방법

1. 엉덩이를 럼바 익스텐션 벤치(요추 신전용 벤치)에 얹고 발목을 지지대 밑에 둔 채 엎드린다.

2. 양손에 가벼운 웨이트 플레이트 또는 덤벨을 든다.

3. 이는 정적 등 하부 운동이다. 등은 일단 자세를 잡으면 움직임이 없다. 등 하부를 신전시키며 척추가 지면과

평행한 상태를 유지한다.

4. 양팔을 아래로 바닥을 향해 늘어뜨린 채 리버스 플라이 동작을 수행한다. 양팔을 내뻗으면서 견갑골을 당겨 모은다. 등을 여전히 신전시킨 채 T자 자세로 종료한다.

5. 양팔을 아래로 늘어뜨린 자세로 되돌린다. 등 하부를 움직이지 않으면서 팔 움직임을 반복한다.

관련근육

주동근육: 척추기립근(극근, 최장근, 장늑근), 능형근, 승모근, 후삼각근
이차근육: 광배근, 대둔근, 햄스트링(반건양근, 반막양근, 대퇴이두근)

사이클링 포커스

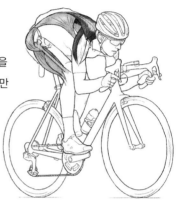

이는 정적 등 하부 운동이자 동적 등 상부 운동이다. 이 운동은 견갑골을 움직이는 데 사용되는 근육(능형근, 승모근과 후삼각근)을 단련할 뿐만 아니라 척추기립근도 강화한다. 이는 정확이 사이클리스트가 필요로 하는 유형의 운동이다. 사이클리스트는 핸들 위에서 몸을 숙인 채 오랜 시간을 보내야 하므로 등 하부가 경련을 일으킬 수 있다. 이 운동은 등 하부를 강화해 순수한 근력뿐만 아니라 지구력도 길러준다. 장거리이면서 보다 더 격렬한 사이클링을 하는 동안 등 하부에 필요한 것은 지구력이다.

응용운동 스태틱 백 익스텐션과 A-프레임
Static Back Extension With A-Frame

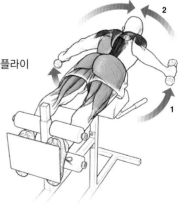

앞의 운동과 동일하게 운동하되 팔의 움직임을 증가시킨다. 리버스 플라이만 하는 대신 제4장에서 설명한 A-프레임 동작을 추가하도록 한다. 앞의 운동에서 설명한 단계 1~3을 수행한다. 그러나 플라이 동작만 하는 대신 A-프레임 동작으로 종료한다. 이 운동의 핵심은 등 하부를 신전시킨 상태를 유지하고 움직임을 통해 시간이 지나면서 지구력을 향상시키는 것이다.

백 익스텐션과 암 스윕
Back Extension With Arm Sweep

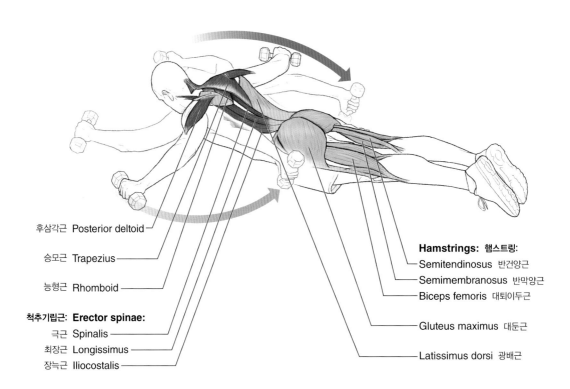

후삼각근 Posterior deltoid

승모근 Trapezius

능형근 Rhomboid

척추기립근: Erector spinae:
극근 Spinalis
최장근 Longissimus
장늑근 Iliocostalis

Hamstrings: 햄스트링:
Semitendinosus 반건양근
Semimembranosus 반막양근
Biceps femoris 대퇴이두근

Gluteus maximus 대둔근

Latissimus dorsi 광배근

운동 방법

1. 바닥 또는 매트에 엎드려 누워 양팔을 위쪽으로 내뻗는다. 양손에 가벼운 덤벨을 쥔다.

2. 등을 신전시키고 가슴과 양쪽 다리를 바닥에서 들어 올린다(슈퍼맨 자세).

3. 이제 눈 위에 누워 팔다리를 위아래로 휘젓는 동작처럼 양팔을 엉덩이로 내린 다음 슈퍼맨 자세로 되돌아 간다.

4. 이상을 반복한다.

관련근육

주동근육: 척추기립근(극근, 최장근, 장늑근), 능형근, 승모근, 후삼각근
이차근육: 광배근, 대둔근, 햄스트링(반건양근, 반막양근, 대퇴이두근)

사이클링 포커스

이전에 언급하였듯이 사이클링은 등 하부가 힘든 운동이다. 따라서 향후 악화를
방지하기 위해 피트니스 센터에서 이러한 등 근육을 발달시키는 데 초점을
두어야 한다. 이 운동은 보기보다 훨씬 더 어렵다. 이는 때로 저승사자(Angel
of Death)라고 불리는데, 눈 위에 누워 팔다리를 위아래로 휘젓는 동작(snow
angel)처럼 유쾌한 놀이와는 거리가 멀기 때문이다. 균형 잡힌 근육이
적절한 정렬과 부상 방지에 중요하다는 점을 기억한다. 자전거를 타는
동안 자세는 아주 제한되어 있기 때문에 사이클리스트는 피트니스
센터에서 운동범위가 보다 큰 운동을 수행해야 한다. 신체가 균형 잡혀
있고 근육이 운동범위 전체에 걸쳐 근력을 유지하면 사이클링이 더
빠르고 보다 나아진다.

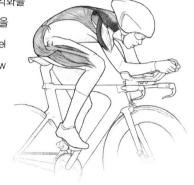

응용운동 프리폴
Freefall

프리폴은 점차로 앞의 운동으로 진행하도록 돕는다. 바닥에 엎드려 눕는다. 등을 신전시켜 슈퍼맨 자세를 취한
다음 이완시킨다. 양팔의 위치를 옮겨 몸의 양옆으로 내뻗는다. 신전시키고 이완시킨다. 마지막으로, 양팔을 몸
의 양옆에 평평하게 대고 양손을 엉덩이에 둔다. 신전시키고 이완시킨다. 이와 같이 전체 움직임을 부분 동작
으로 나누어 하면 앞의 운동에서처럼 통합된 움직임을 수행할 때를 대비해 지구력을 향상시킬 수 있다.

슈러그
Shrug

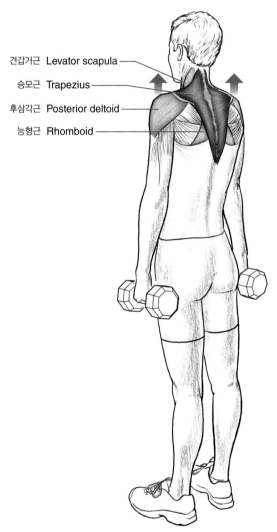

견갑거근 Levator scapula

승모근 Trapezius

후삼각근 Posterior deltoid

능형근 Rhomboid

운동 방법

1. 등을 곧게 펴고 양팔을 편 채 서서 양손에 덤벨을 든다.

2. 팔을 구부리지 않으면서 어깨를 으쓱하여 귀 쪽으로 곧장 올린다.

3. 천천히 시작 자세로 되돌아간다.

관련근육

주동근육: 승모근
이차근육: 삼각근, 견갑거근, 능형근, 척추기립근(극근, 최장근, 장늑근),
　　　　　　전완 근육(악력)

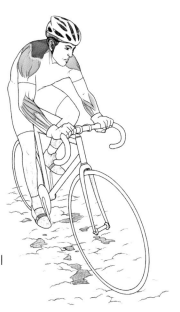

사이클링 포커스

이 운동에서 단련된 근육들은 대부분 자전거를 타면서 양손으로 핸들을 잡고 몸을 앞으로 기울일 때 사용된다. 이들 근육은 안장에서 일어서 언덕길을 오르기 시작하면 한층 더 큰 스트레스를 받게 된다. 서 있을 때에는 몸이 앞으로 쏠려 어깨와 팔이 지지해야 하는 상체 하중이 증가한다. 또한 거친 길에 접어들면 이들 근육의 지지에 심히 의존하게 된다. 유럽의 옛 자갈길을 주행하는 사이클리스트는 많지 않지만 대부분이 공사 구간과 낡은 시골길을 만나는 경우가 많다. 길에서 덜컹거리는 충격이 핸들로 전달될 때마다 팔과 어깨는 굴곡하고 수축하여 충격을 흡수한다.

응용운동　바벨 슈러그
　　　　　　Barbell Shrug

앞의 운동에서 덤벨 대신 바벨을 사용해도 된다. 또한 안정원반(stability disk) 위에 서서 이 운동을 수행하는 방법은 다리, 등 하부와 몸통의 단련을 증진시키는 데 좋다.

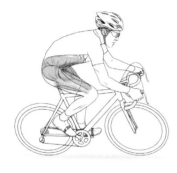

7 중심부

CORE

중심부의 강한 복근은 사이클링을 위한 체력에 무엇보다 중요하다. 이러한 근육군은 사이클링 자세의 안정화에 핵심적인 역할을 수행한다. 복근은 등의 근육과 함께 작용해 파워와 페달 스피드를 생성하는 토대를 제공한다.

사이클리스트는 자전거를 타는 자세 때문에 등의 근육이 강하게 발달하므로 강한 전방 근육으로 균형을 맞춰주는 것이 중요하다. 사이클리스트가 핸들 위에서 몸을 앞으로 구부리고 보내는 시간으로 인해 등은 자연스럽게 강화된다. 이는 정확히 우리가 운동에서 원하는 것(근육을 강화하고 단련하는 것)이다. 그러나 이는 불균형을 초래할 수 있다. 등이 배와 중심부보다 더 강해지며, 이는 문제를 일으킬 수 있다는 것이다.

제6장에서 언급하였듯이 추골(척추뼈)들은 가지런히 차곡차곡 쌓여 있다. 등의 근육이 전방 복근보다 더 척추를 당기면 추골들은 서서히 정렬이 흐트러지게 된다. 이렇게 정렬이 어긋난 상태가 진행되면 추간판이 돌출하기 시작할 수도 있다. 이는 흔히 '추간판 탈출증'이라고 하며, 이러한 불행한 상황을 경험한 사람은 누구나 극심한 불편과 통증을 증언해줄 수 있다. 이쯤 되면 척추 외과의사로부터 치료를 받아야 할 수도 있다.

중심부 **149**

이 책을 구비해야 하는 이유의 일부는 이상이 오기 전에 미연에 방지하는 것이다. 등의 비대를 상쇄하고 몸의 균형을 유지하는 유일한 길은 피트니스 센터에서 배와 중심부에 초점을 두는 것이다.

복근의 중요한 기능은 크랭크를 힘차게 돌리는 2개의 큰 피스톤에 안정된 기반을 제공하는 것이다. 페달 밟는 동작을 통해 다리가 회전할 때 고관절과 골반은 배와 등의 근육에 의해 안정된다. 어느 구조물이든 그 토대가 안정에 중요하다. 인체도 다르지 않다. 다리에서 페달로 최대의 추진력을 전달하기 위해서는 중심부가 견고하고 흔들리지 않아야 한다. 이는 골반이 움직이지 않는다는 의미가 아니라, 등과 배의 근육이 조화롭게 작용하여 페달을 밟는 동안 골반이 적절한 자세를 취하도록 한다는 의미이다. 배와 등의 근육이 골반을 효과적으로 고정하지 못하면 최적의 운동 수행능력은 실현될 수 없다.

한편 극한으로 사이클링을 하면서 공기 중의 산소 분자를 남김없이 빨아들이려 할 때 복근은 최대 환기량(호흡량)에 이르도록 돕는다. 고강도의 사이클링을 하면서 온힘을 다할 때에는 전신이 협력하여 지속적인 파워를 페달에 전달하게 된다. 다시금 이 때문에 전신을 단련하고 훈련시켜야 사이클링에서 최상의 결과를 얻을 수 있다.

복근

복근은 층을 이루는 일단의 근육들이고 몸통을 앞으로 굴곡시키고 회전시키며 옆으로 굴곡시킨다. '식스팩(six pack)'으로 잘 알려진 복직근 외에 3개의 근육이 복벽을 형성한다. 이들 근육은 층을 이루어 효율적으로 몸통의 운동범위를 넓혀준다. 이 장에서 소개하는 운동은 이 모든 근육군을 단련한다.

복직근

나란히 있는 2개의 복직근(rectus abdominis)은 복부에서 가장 눈에 띄고 전방을 향하는 근육이다(그림 7-1 참조). 복직근은 늑골 및 흉골의 하연(아래쪽 경계)에서 골반의 치골까지 수직으로 뻗어 있다. 이 근육을 감싸고 있는 질긴 섬유조직(근막)을 '복직근초(rectus sheath)'라고 하는데, 복직근초는 내복사근, 외복사근과 복횡근의 건막(aponeurosis)으로 형성된다. 복직근초는 근육섬유를 얇게 고정시키는 격자 모양 형태를 만들어낸다. 이들 건은 복부의 중앙에서 수직으로 경계를 짓고(백선, linea alba) 수평으로도 구획을 만들어(건획, tendinous inscription) '식스팩' 모양이 나타난다. 복직근은 몸통을 앞으로 굴곡시킨다. 상부 근육과 하부 근육은 협력하여, 상부 근육은 늑골을 아래로 당기고 하부 근육은 골반을 위로 당긴다. 이러한 강한 크런치 동작은 복근을 단련하는 많은 운동에서 사용된다.

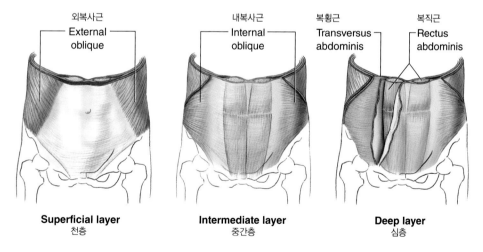

그림 7-1. 배의 근육

외복사근

복부의 기타 3개 근육은 모두 복직근의 외측으로 있다. 그 이름이 의미하듯이 외복사근(external oblique)은 가장 바깥층이다. 이 근육의 근섬유는 늑골에서 골반과 백선을 향해 아래쪽과 안쪽으로 비스듬히 뻗어 있다. 외복사근은 내측(안쪽)으로 지나가면서 편평한 건막을 형성하며, 이 건막은 복직근초의 일부를 구성한다.

내복사근

내복사근(internal oblique)은 복근의 중간층이다. 이 근육의 근섬유는 기능상 외복사근과 반대 방향을 이루어 골반에서 늑골과 백선을 향해 위쪽과 안쪽으로 비스듬히 주행한다. 내복사근도 건막을 형성하며, 이 건막은 복직근초의 일부를 구성하면서 외복사근 건막과 합쳐진다.

내복사근이든 또는 외복사근이든, 한쪽 복사근이 수축하면 몸통이 그쪽으로 굴곡되고 양쪽 복사근이 동시에 수축하면 몸통이 앞으로 굴곡된다. 또한 양쪽 수축은 온 힘을 다하거나 숨을 참을 때(발살바 수기[Valsalva maneuver], 즉 심호흡 후 입과 코를 막은 채 숨을 밀어내려 할 때) 복벽을 보호하고 지지한다. 다만 두 복사근은 몸통의 회전에서는 차이가 있어, 한쪽 내복사근이 수축하면 몸통이 그쪽으로 회전하는 반면 한쪽 외복사근이 수축하면 몸통이 그 반대쪽으로 회전한다.

복횡근

가장 안쪽의 근육은 복횡근(transversus abdominis)이다. 이 근육은 기시부가 넓어

늑골, 등의 흉요근막(thoracolumbar fascia)과 골반에서 기시하여 백선과 치골까지 수평으로 주행한다. 복횡근도 내측으로(몸의 중심 쪽으로) 지나가면서 넓은 건막을 형성하며, 이 건막과 복횡근막(transversalis fascia)은 복직근초의 일부를 구성한다. 복횡근의 주요 역할은 강제 호기를 돕고 복압을 증가시키는 것이다. 또한 이 근육은 고도의 노력을 하고 온힘을 다할 때 복벽의 안정화를 돕는다.

중심부 운동

이 장에서는 모든 복근의 발달을 돕는 운동을 소개한다. 해부학적으로는 복부가 상부와 하부로 구분되지 않으나, 피트니스 센터에서 집중해야 하는 부위를 알려주기 위해 운동이 복부 전체, 상부, 하부, 복사근 등 복부 부위별로 나누어져 있다. 각각의 운동은 대부분의 복근을 단련하지만 특정 부위가 더 많은 긴장과 스트레스를 받게 된다. 각각의 운동을 하면서 운동마다 '주동근육'으로 나열한 근육에 집중해야 한다. 일부 광고에서 말하듯이 복근을 강화하는 지름길은 없다. 운동 수행능력의 향상에 중요한 이들 복근을 발달시키기 위해서는 피트니스 센터에서 노력과 시간을 투자하는 방법밖에 없다.

워밍업과 스트레칭

여느 운동처럼 복근 운동에 들어가기 전에 워밍업을 충분히 해야 한다. 10~15분 정도 고정 자전거, 러닝머신 또는 일립티컬 머신으로 심장 워밍업을 한다. 심박수가 올라가고 땀이 나면 복부와 몸통 근육을 스트레칭 해야 한다. 이 장에서 소개하는 많은 운동 동작은 워밍업으로도 좋다. 저항을 없앤 채 설명한 대로 운동 동작을 수행한다. 워밍업을 위해서는 저항으로 운동을 하는 경우에 비해 운동범위를 약간 넓혀도 된다.

추가로 두 가지 스트레칭을 소개하면 다음과 같다.

1. **브룸스틱 스트레칭**(Broomstick Stretch): 나무 빗자루를 어깨 뒤로 걸치고 30~60초 동안 몸통을 좌우로 회전시킨다.
2. **아칭 토 터치**(Arching Toe Touch): 양발을 모으고 양팔을 머리 위로 수직으로 편 채 똑바로 선다. 양팔을 편 상태를 유지하며, 등을 신전시켜 등이 아치를 이루게 하면서 양손을 위와 뒤로 뻗는다. 천천히 양팔이 앞과 아래로 아치를 그리게 하면서 엉덩이를 구부리되 다리는 곧게 유지한다. 다리를 곧게 유지하면서 손이 발가락에 닿도록 한다. 동작을 역으로 해서 시작 자세로 되돌아간다. 스트레칭이 충분히 되었다고 느껴질 때까지 완전한 운동범위로 반복한다.

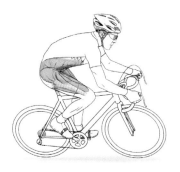

짐볼 패스
Stability Ball Pass

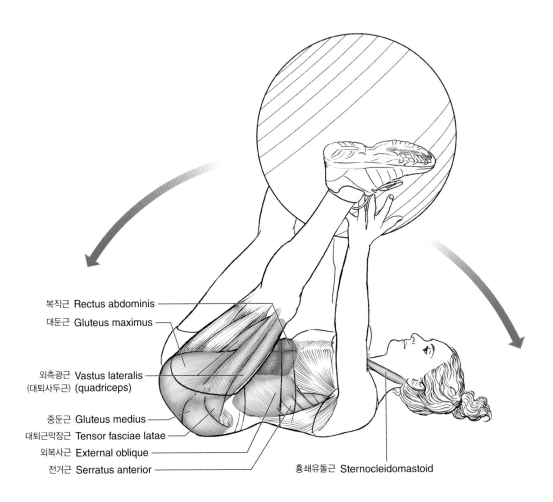

복직근 Rectus abdominis
대둔근 Gluteus maximus
외측광근 Vastus lateralis
(대퇴사두근) (quadriceps)
중둔근 Gluteus medius
대퇴근막장근 Tensor fasciae latae
외복사근 External oblique
전거근 Serratus anterior
흉쇄유돌근 Sternocleidomastoid

운동 방법

1. 바닥에 바로 누워 다리를 편다. 양발 사이로 짐볼을 조이고 양팔을 머리 위로 수평으로 뻗는다.

2. 크런치 동작을 수행하면서 다리와 팔을 수직 위치로 당긴다. 어깨는 바닥에서 수직으로 떼어야 한다.

3. 양팔이 배 위로 수직으로 펴졌을 때 짐볼을 발에서 손으로 건넨다.

4. 천천히 시작 자세로 되돌아가되, 이제는 볼이 손에 있다.

5. 동작을 역으로 한다.

관련근육(목표 부위: 중심부 전체)

주동근육: 복직근

이차근육: 내/외복사근, 복횡근, 고관절 내전근(장/단/대내전근), 박근, 봉공근, 장요근, 대퇴직근, 대퇴근막장근, 치골근, 대퇴사두근(대퇴직근, 외측/내측/중간광근), 전거근, 흉쇄유돌근

사이클링 포커스

자전거를 탈 때 골반 안정의 중요성은 아무리 강조해도 지나치지 않다. 전력 질주를 하든, 언덕길을 오르든, 또는 타임 트라이얼을 하든, 다리는 크랭크를 돌릴 때 강한 토대에 의존하여 인상적인 파워를 생성할 수 있다. 타임 트라이얼에서는 공기역학적인 자세로 바람을 가르므로 몸이 흔들리지 않고 견고해야 한다. 페달에 파워를 더 많이 실을수록 속도는 더 빨라진다. 복근은 이렇게 긴요한 토대를 확립하는 데 중요한 역할을 한다. 짐볼 패스 운동은 복근은 물론 일부 엉덩이 및 다리 근육도 단련하는 이점이 있다. 양발로 눌러 짐볼을 들어 고관절 내전근도 단련된다. 내전근과 외전근의 근력이 모두 좋으면 피로해지거나 최대 능력으로 운동할 때 페달을 부드럽게 밟도록 도와준다.

엑스-맨 크런치
X-Man Crunch

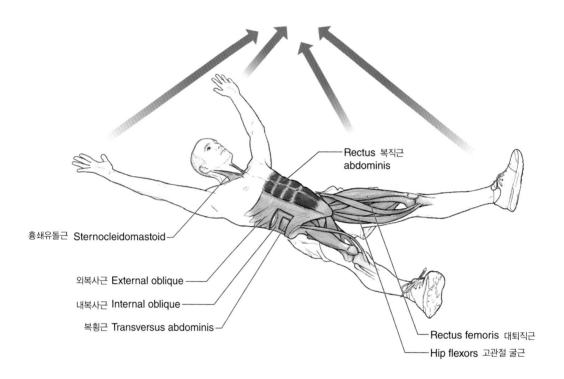

Rectus 복직근
abdominis

흉쇄유돌근 Sternocleidomastoid

외복사근 External oblique

내복사근 Internal oblique

복횡근 Transversus abdominis

Rectus femoris 대퇴직근

Hip flexors 고관절 굴근

운동 방법

1. 바닥에 등을 평평하게 대고 누워 양팔과 양쪽 다리를 X자 자세로 편다.
2. 양발과 양손을 바닥에서 몇 센티미터 들어 올린다. 이렇게 손발을 든 자세가 시작 및 종료 지점이다. 세트 내내 손발이 바닥에 닿지 않아야 한다.
3. 양손과 양발을 서로 모아 몸의 중앙에서 위로 뻗는다. 팔과 다리가 펴진 상태를 유지하도록 한다.
4. 시작 자세로 되돌아간다.

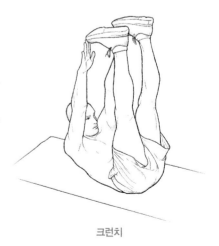

크런치

관련근육(목표 부위: 중심부 전체)

주동근육: 복직근

이차근육: 봉공근, 장요근, 대퇴직근, 대퇴근막장근, 치골근, 장/단내전근, 내/외복사근, 복횡근, 흉쇄유돌근

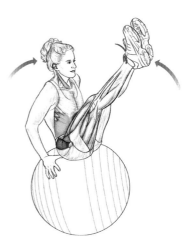

사이클링 포커스

엑스-맨 크런치는 힘든 운동이다. 이 운동은 근력, 근육 협동, 균형과 집중력을 요하며, 이들은 모두 사이클링에 도움이 된다. 이 운동에서는 다리와 몸통을 곧게 유지해야 하기 때문에 상체와 하체 사이의 연결 부위가 단련되고 강화된다. 고관절 굴근이 크게 단련되어 이 운동에서 길러진 파워는 사이클링에 직접 적용할 수 있다. 이 운동은 엉덩이, 골반과 몸통 안정근을 단련한다. 이는 골격 토대를 견고히 하도록 도와 페달에 최적의 파워를 싣는 데 아주 좋은 기반을 제공한다.

응용운동	짐볼 V
	Stability Ball V

이 응용운동은 매우 어려운 복근 운동이기 때문에 주의를 요한다. 짐볼 위에서 불안정이 너무 심해 이 운동은 상당한 연습을 필요로 한다. 큰 짐볼 위에 앉아 양손을 뒤로 그리고 둔부의 옆으로 둔다. 몸통을 뒤로 기울이고 다리를 곧게 유지한다. 엉덩이를 구부려 몸으로 V자 자세를 만든다. 천천히 몸통과 다리를 서로 모아 V자 자세의 각도를 줄인다. 점차로 이 운동으로 진행하려면 평평한 운동용 벤치 위에서 V자 자세를 연습해도 된다.

닐링 로프 크런치
Kneeling Rope Crunch

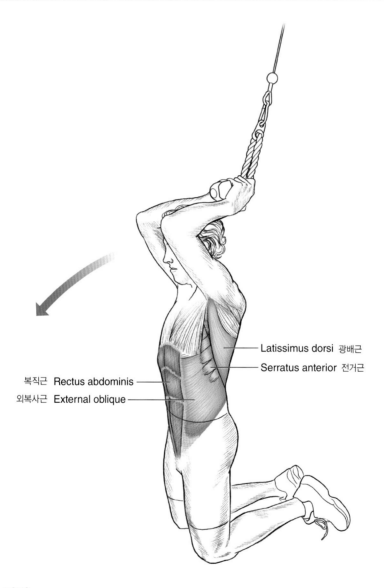

Latissimus dorsi 광배근

Serratus anterior 전거근

복직근 Rectus abdominis

외복사근 External oblique

운동 방법

1. 하이 풀리의 반대쪽을 향한 채 머리 위의 풀리 로프 손잡이를 잡고 매트에 무릎을 꿇는다.
2. 몸을 무릎 쪽으로 감아 내린다. 허리를 구부리고 턱을 아래와 안으로 감는 데 집중한다.

3. 잠시 멈춘다. 복근의 조임을 느껴야 한다.

4. 천천히 똑바로 무릎 꿇은 자세로 되돌아간다.

관련근육(목표 부위: 중심부의 상부)

주동근육: 복직근

이차근육: 내/외복사근, 복횡근, 전거근, 광배근

사이클링 포커스

이전에 논의하였듯이 표준 사이클링 자세는 등에 엄청난 긴장을 가한다. 수 시간의 사이클링에서 오는 등의 모든 비대는 복근 훈련으로 균형을 맞춰야 한다. 닐링 로프 크런치 운동은 중심부를 견고히 할 뿐만 아니라 척추가 적절한 정렬을 유지하도록 도와준다. 이 운동의 종료 자세는 자전거를 타면서 핸들바 드롭을 잡는 자세와 비슷하다. 그러므로 가장 긴요한 부위인 복근을 단련한다. 이 운동의 운동범위를 따라 움직이면서 그것이 어떻게 자전거를 타면서 취하는 다양한 자세(후드, 톱, 드롭, 타임 트라이얼)와 유사한지를 느껴보도록 해야 한다. 이는 신체의 자세 인식을 훈련시키고 가장 안정화를 필요로 하는 부위에 운동을 집중시키는 데 도움이 된다.

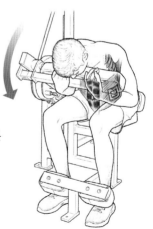

응용운동 머신 크런치
Machine Crunch

지지 패드에 편안히 몸을 댄다. 몸통을 감아 내리면서 몸을 패드에 확고히 댄 상태를 유지하는 데 집중한다. 경우에 따라서는 보다 무거운 웨이트로 이 운동을 해보고자 하는 유혹을 받을지도 모르나, 자세에 집중하도록 한다. 나는 더 많은 웨이트를 들어 올릴 수 있다고 해서 이 운동을 잘못 수행하는 경우를 빈번히 본다.

짐볼 트렁크 리프트
Stability Ball Trunk Lift

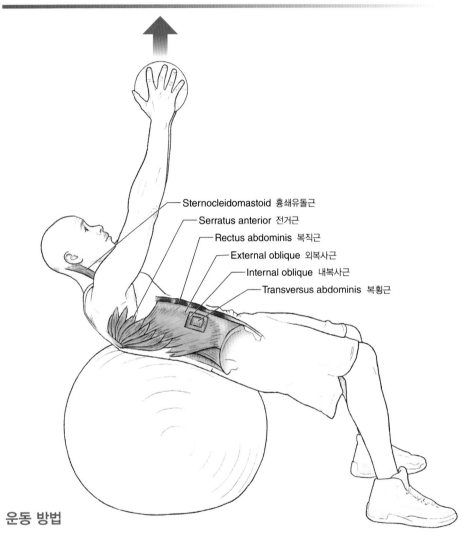

Sternocleidomastoid 흉쇄유돌근
Serratus anterior 전거근
Rectus abdominis 복직근
External oblique 외복사근
Internal oblique 내복사근
Transversus abdominis 복횡근

운동 방법

1. 양발을 바닥에 확고히 대고 짐볼 위에 등을 기댄다. 양팔로 메디신 볼을 내뻗어 들되 팔을 펴서 가슴의 앞쪽에 (수직으로) 둔다. 등과 넓적다리는 수평이고 바닥과 평행해야 한다. 무릎은 90도로 구부리고 발은 바닥에 평평하게 대야 한다.

2. 복근을 수축시키면서 메디신 볼을 곧장 위로 민다(수직면을 따라). 천장을 향해 수직으로 턱을 일직선으로 움직이는 데 집중한다.

3. 최대 높이에서 잠시 멈춘 다음 천천히 시작 자세로 되돌아간다.

⚠ **안전수칙:** 턱이 천장 쪽으로 위로 향한 상태를 유지한다. 턱을 가슴 쪽으로 감아 내리면 경추에 과도한 긴장을 가하게 된다.

관련근육(목표 부위: 중심부의 상부)

주동근육: 복직근

이차근육: 내/외복사근, 복횡근, 전거근, 흉쇄유돌근

사이클링 포커스

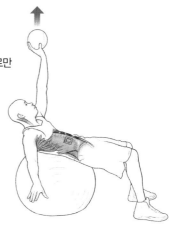

자전거를 타고 언덕길을 오르면서 지속적인 파워를 전달하려면 다리를 돌려 페달을 밟을 때 생기는 다리의 회전력(torque)을 억제하기 위해 강한 중심부가 필요하다. 최적의 파워를 전달하고 있는 경우에는 한쪽 다리로 당겨 올리는 동시에 다른 쪽 다리로 힘차게 밀어 내린다. 다리가 회전하면서 동시에 양팔은 핸들을 이리저리 당긴다. 중심부는 몸의 양측 사이에서 기반이 되는데, 다리와 팔의 교대하는 움직임은 자연히 몸통을 굴곡시키고 불안정하게 하는 작용을 한다. 강한 복부를 유지하면 상체와 골반이 불필요한 움직임에 효과적으로 대항할 수 있다. 원치 않는 신체 또는 자전거의 움직임은 무엇이든 파워 손실과 비효율을 초래한다. 최고의 프로 선수들조차도 약 25%의 효율을 내는 데 불과하므로, 가능한 한 어디서든지 에너지를 아끼는 것이 중요하다.

응용운동 싱글-암 짐볼 트렁크 리프트
Single-Arm Stability Ball Trunk Lift

앞의 운동과 동일하게 운동하되, 양손으로 메디신 볼을 드는 대신 한 손으로만 볼을 몸 위로 들어 균형을 잡는다. 팔을 곧게 유지하고 신체의 중앙을 넘어가게 해서는 안 된다. 요컨대 하중이 몸통의 한쪽으로 치우치도록 한다. 이렇게 하면 복직근이 단련될 뿐만 아니라 복사근에도 초점을 둘 수 있다. 한쪽에서 운동을 마쳤으면 측면을 바꾼다. 나는 각각의 세트에서 양팔로 중앙에서 10~15회, 한쪽 팔로 왼쪽에서 10~15회, 그리고 한쪽 팔로 오른쪽에서 10~15회 반복하는 것을 좋아한다.

서스펜션 파이크
Suspension Pike

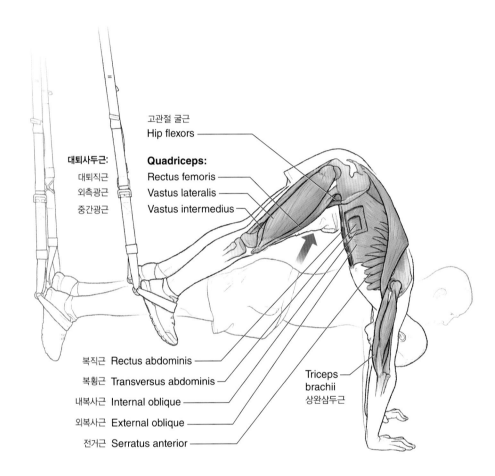

고관절 굴근
Hip flexors

대퇴사두근:
대퇴직근
외측광근
중간광근

Quadriceps:
Rectus femoris
Vastus lateralis
Vastus intermedius

복직근 Rectus abdominis
복횡근 Transversus abdominis
내복사근 Internal oblique
외복사근 External oblique
전거근 Serratus anterior

Triceps
brachii
상완삼두근

운동 방법

1. 서스펜션 끈의 손잡이에 양발을 걸친 채 푸시업 자세를 취한다.
2. 엉덩이를 위로 들어 올려 파이크 자세를 취한다. 양발이 바닥을 짚고 있는 양손 쪽으로 이동하게 된다.
3. 운동 내내 등과 다리를 곧게 유지한다.
4. 시작 자세로 되돌아간다.

관련근육(목표 부위: 중심부의 하부)

주동근육: 복직근

이차근육: 내/외복사근, 복횡근, 전거근, 봉공근, 장요근, 고관절 굴근, 대퇴근막장근, 치골근, 장/단내전근, 대퇴사두근(대퇴직근, 외측/내측/중간광근), 상완삼두근, 광배근, 대원근, 후삼각근

사이클링 포커스

이 운동은 사이클리스트에게 더할 나위 없이 좋다. 복근, 대퇴사두근, 팔과 어깨를 단련할 뿐만 아니라 중심부 안정성도 길러주기 때문이다. 끈이 자유로이 움직일 수 있으므로 적절한 자세를 유지하기 위해서는 이차근육으로 안정근을 모두 사용할 수밖에 없다. 이러한 안정근은 사이클리스트가 피로해질 때 사이클링 자세를 유지하도록 돕는 근육이다. 사이클링을 할 때 토대가 되는 핵심 지점은 핸들을 잡은 양팔과 페달을 밟는 양발이다. 이 운동은 이 부위와 관련된 근육을 훈련시킨다. 이 운동을 해보면 얼마나 힘든지 놀랄 것이지만 사이클링에 나서면 자신이 이룩한 향상을 확실히 알게 될 것이다. 운동범위 내내 들숨과 날숨의 조절에 집중한다. 자전거를 탈 때에는 힘든 노력을 기울이는 동안에도 계속 호흡을 조절해야 한다. 근육에 새로운 산소를 공급하지 못하면(그리고 근육에서 이산화탄소를 제거하지 못하면) 사이클리스트는 곧 파워와 크랭크를 회전시키는 능력을 잃게 된다.

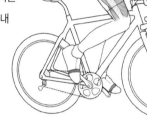

응용운동 짐볼 파이크
Stability Ball Pike

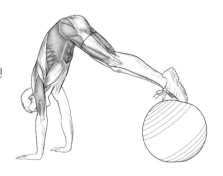

앞의 운동과 동일하게 운동하되, 서스펜션 끈을 사용하는 대신 양발을 짐볼의 꼭대기에 올려놓는다. 이는 서스펜션 끈을 사용할 수 없는 경우에 좋은 대체운동이다. 짐볼은 비슷한 불안정성을 제공하며, 이는 이 운동의 중요한 요소이다.

힐즈 투 헤븐
Heels to Heaven

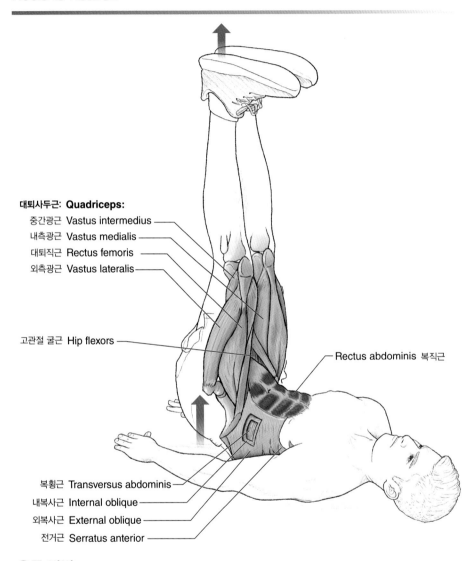

대퇴사두근: **Quadriceps:**
중간광근 Vastus intermedius
내측광근 Vastus medialis
대퇴직근 Rectus femoris
외측광근 Vastus lateralis

고관절 굴근 Hip flexors

Rectus abdominis 복직근

복횡근 Transversus abdominis
내복사근 Internal oblique
외복사근 External oblique
전거근 Serratus anterior

운동 방법

1. 바닥에 등을 평평하게 대고 누워 양팔을 엉덩이 쪽으로 뻗는다. 양쪽 다리를 바닥과 직각으로 들어 올리고 무릎을 신전시킨다. 발가락이 자신을 향하게 한 채 발을 굴곡시킨 상태를 유지한다.

2. 골반을 바닥에서 위로 들어 올리고 발을 곧장 위로 천장 쪽으로 민다.

3. 천천히 다리와 엉덩이를 시작 자세로 내린다.

관련근육(목표 부위: 중심부의 하부)

주동근육: 복직근

이차근육: 내/외복사근, 복횡근, 전거근, 대퇴사두근(대퇴직근, 외측/내측/중간광근)

사이클링 포커스

힐즈 투 헤븐 운동은 하부 복근에 초점을 둔다. 여기가 바로 사이클링 중에 가장 견고한 토대가 되어야 하는 부위이다. 극한의 노력을 기울일 때 강력한 다리는 이러한 근육이 있어야 확고부동한 상태를 유지할 수 있다. 당신이 결승선을 앞두고 두 선수가 각축을 벌이는 상황에 있다고 상상해 본다. 각 선수는 페달을 돌려대며 바람을 가르고 속도를 높이려 한다. 당신은 가능한 한 공기역학적 자세를 유지하지만 다리는 힘겹게 당겨진다. 다행히도 훈련한 것이 도움이 되어 골반의 안정이 유지된다. 잠시 쉬는 동안 당신은 다시 자전거를 몰기 전에 피로에서 신속히 회복해야 한다. 이는 이산화탄소의 힘찬 배출을 요한다. 이때 복사근과 복횡근이 초과(연장) 작용을 하여 최대의 환기가 이루어지도록 돕게 된다.

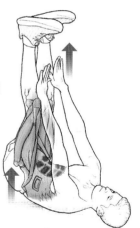

응용운동 핸즈 앤 힐즈 투 헤븐
Hands and Heels to Heaven

앞의 운동과 동일하게 운동하되, 이번에는 양팔을 수직으로 위로 뻗은 채 시작한다. 팔과 다리를 곧게 유지하면서 위로 천장 쪽으로 들어 올린다. 손과 발이 중간에서 만나도록 한다. 엉덩이가 정점으로 올라갔을 때 잠시 멈추기가 힘들기 때문에 움직임이 훨씬 더 빨라질 것이다.

행잉 니 레이즈
Hanging Knee Raise

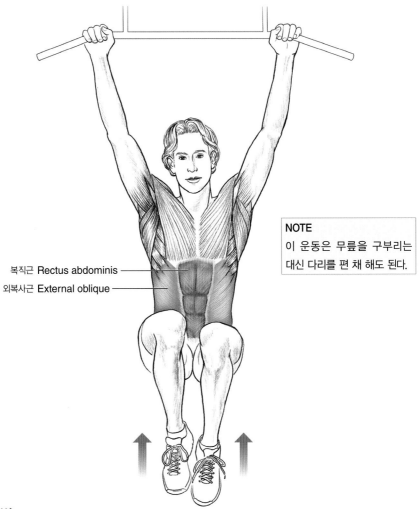

NOTE
이 운동은 무릎을 구부리는
대신 다리를 편 채 해도 된다.

복직근 Rectus abdominis

외복사근 External oblique

운동 방법

1. 손바닥이 전방으로 향하는 팜포워드 그립으로 풀업 바에 매달린다.

2. 양쪽 무릎을 가슴 쪽으로 동시에 들어 올린다. 넓적다리는 바닥과 수평인 지점보다 더 높아야 한다. 자신의 앞쪽에 서 있는 사람이 둔부의 밑 부분을 볼 수 있어야 한다.

3. 천천히 움직임을 제어하면서 다리를 내리고 무릎을 편다.

관련근육(목표 부위: 중심부의 하부)

주동근육: 복직근

이차근육: 내/외복사근, 복횡근, 봉공근, 장요근, 대퇴직근, 대퇴근막장근, 치골근, 장/단내전근

사이클링 포커스

이 운동은 복근을 단련할 뿐만 아니라 척추를 신장시키고 척추에 가해지는 압력을 감소시킨다. 오랜 사이클링 후 피트니스 센터에 들러 이 운동을 하면 항상 기분이 좋다. 안장에 앉으면 척추에 압박이 가해지고 자전거를 타면서 몸을 앞으로 기울이는 자세는 등의 근육을 긴장시킬 수 있다. 한 세트의 행잉 니

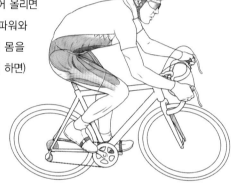

레이즈 운동을 하기 전과 후에는 인대와 근육의 적절한 스트레칭을 위해 잠시 다리를 늘어뜨린 채 매달려 있어야 한다. 다리를 들어 올리면 복근에서 긴장을 느끼게 된다. 이 운동은 등 하부의 파워와 균형을 이루도록 돕는 훌륭한 운동이다. 또한 운동 중 몸을 제어하면(다리를 들어 올리고 내리면서 몸이 흔들리지 않게 하면) 작은 안정근도 훈련시킬 수 있다. 아울러 바에 매달림으로써 전완 근육과 악력을 단련하게 된다. 세트 끝까지 바를 붙잡는 데 곤란을 겪는다면 팔걸이(arm sling)를 사용하도록 한다. 손과 팔꿈치를 팔걸이 속에 넣고 상완의 등에 체중이 실리게 한다.

응용운동 래터럴 행잉 니 레이즈
Lateral Hanging Knee Raise

양쪽 다리를 정면에서 곧장 위로 올리는 대신, 양쪽 무릎을 한쪽 측면으로 올린 다음 다른 쪽 측면으로 번갈 아 올리는 운동을 한 세트 해본다. 이는 복사근에 더욱 강조점을 두게 된다. 또 하나의 응용운동으로는 양발 사이에 메디신 볼을 추가하는 것이 있다. 이는 앞의 본 운동이든 또는 위의 응용운동이든 어느 운동으로 수행 해도 좋다.

스레드 더 니들
Thread the Needle

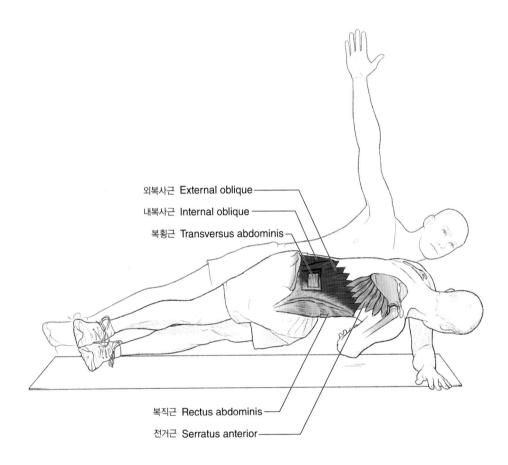

외복사근 External oblique

내복사근 Internal oblique

복횡근 Transversus abdominis

복직근 Rectus abdominis

전거근 Serratus anterior

운동 방법

1. 옆으로 누워 한쪽 팔꿈치로 몸통을 받친다. 팔꿈치는 어깨 바로 밑에 있어야 한다.
2. 엉덩이를 지면에서 들어 올리고 위쪽 팔을 천장 쪽으로 뻗는다.
3. 숨을 내쉬면서 위로 향한 손을 아래로 그리고 몸통과 지면 사이 공간 속으로 옮긴다. 이는 회전 동작이지만 지면에 있는 양발과 전완을 움직여서는 안 된다. 일단 '바늘에 실을 꿰었으면' 손을 몸의 뒤로 그리고 몸으로부터 멀리 뻗도록 한다.
4. 위쪽 팔을 천장 쪽으로 되돌려 시작 자세로 되돌아간다. 한쪽에서 반복을 완료한 후 다른 쪽으로 바꾼다.

관련근육(목표 부위: 중심부의 복사근)

주동근육: 내/외복사근
이차근육: 복직근, 전거근, 복횡근

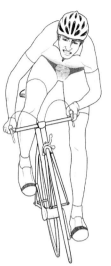

사이클링 포커스

이는 TV를 시청하면서도 할 수 있는 운동이다. 시간을 잘 활용하려면 다음에 TV를 보게 될 때 이 운동을 시도해본다. 기타 복근 운동의 경우처럼 이 운동은 사이클링을 할 때 파워 생성의 기반이 되는 토대를 강화하도록 돕는다. 이 운동은 복벽을 지지하게 한다. 이는 호흡근의 강화를 도와 정말로 온힘을 다해 페달을 밟을 때 호흡근이 효율을 극대화하여 폐에 산소를 공급할 것이다. 체력이 향상되면서는 자세를 유지하는 시간을 늘려도 된다.

응용운동 서스펜션 스트랩 스레드 더 니들
Thread the Needle With Suspension Straps

서스펜션 끈을 지면에서 대략 10㎝ 떨어져 걸려 있도록 위치시킨다. 아래쪽 발을 양 손잡이 속에 걸친다. 위쪽 발을 아래쪽 발 위에 얹는다. 앞의 운동에서 설명한 대로 운동을 수행한다. 이 응용운동에서는 불안정성이 추가되어 중심부 근육이 한층 더 많이 작용하게 된다. 운동을 더 힘들게 하려면 지지하는 팔을 펴서 전완이 아니라 손을 바닥에 댄다.

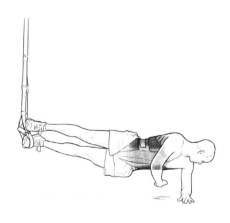

스텝-스루 플랭크
Step-Through Plank

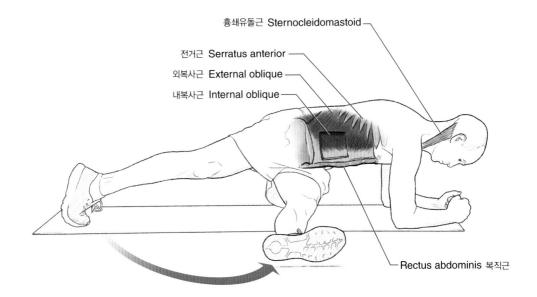

흉쇄유돌근 Sternocleidomastoid

전거근 Serratus anterior

외복사근 External oblique

내복사근 Internal oblique

Rectus abdominis 복직근

운동 방법

1. 양쪽 전완과 양발로 플랭크 자세를 취한다. 양발은 어깨너비로 벌린다.

2. 등을 곧게 펴고 어깨와 가슴이 지면을 향하는 상태를 유지하면서, 한쪽 다리를 다른 쪽 다리 아래로 가져가고 발을 측면으로 내뻗으면서 엉덩이를 회전시킨다.

3. 측면으로 뻗은 발을 되돌려 시작 자세로 되돌아가고 측면을 교대한다.

관련근육(목표 부위: 중심부의 복사근)

주동근육: 내/외복사근
이차근육: 복직근, 전거근, 흉쇄유돌근

사이클링 포커스

프로 사이클리스트들이 안장에서 일어서 언덕길을 오르는 모습을 지켜보면 상체가 거의 동요하지 않는다는 점을 알게 된다. 심지어 전력을 다하고 강력하게 크랭크를 돌릴 때에도 그들은 차분한 평정을 유지한다. 스텝-스루 플랭크 운동으로 훈련된 복사근이 그러한 안정성을 제공하는 데 중요하다. 페달을 돌릴 때마다 자전거는 좌우로 흔들리게 된다. 이러한 움직임을 막기 위해 내/외복사근, 복횡근과 복직근이 모두 활성화되어 몸통을 고정시킨다. 또한 길이 험난해질 때 이들 근육은 호흡 작용이 최대에 이르도록 도와 파워를 계속 유지하게 한다.

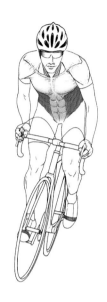

응용운동 짐볼 스텝-스루
Stability Ball Step-Through

이 운동은 아주 재미있지만 보다 어렵다. 양팔로 푸시업 자세를 취하고 양손을 바닥에 댄 채 짐볼 위에 한쪽 다리를 얹는다. 앞의 운동에서 설명한 대로 운동을 수행한다.

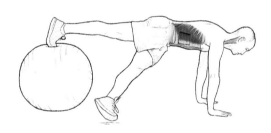

오블릭 트위스트 우드초퍼
Oblique Twist Woodchopper

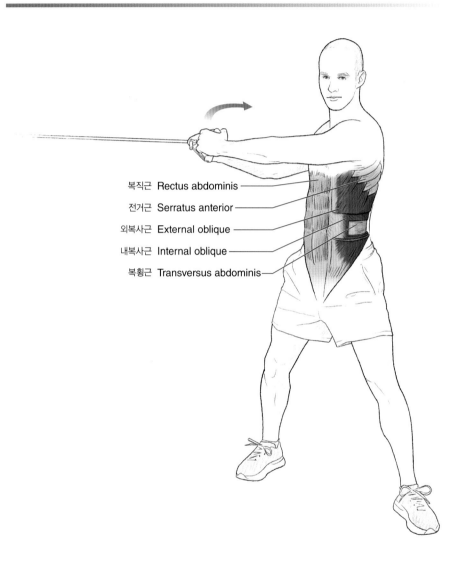

복직근 Rectus abdominis
전거근 Serratus anterior
외복사근 External oblique
내복사근 Internal oblique
복횡근 Transversus abdominis

운동 방법

1. 손잡이가 허리 높이가 되도록 풀리 기구를 설정한다. 양손으로 손잡이를 잡고 손가락을 깍지 끼며 팔을 편다. 케이블 기구로부터 한 발짝 물러선다. 이는 스택에서 웨이트를 들어 올려 웨이트가 케이블에 의해 들린 상태가 된다.

2. 양발을 어깨너비보다 약간 더 넓게 벌린 채 선다. 발가락과 엉덩이는 대략 45도 각도로 전방을 향해야 하고 머신으로부터 시선을 돌려야 한다. 운동 중 발, 엉덩이와 머리를 움직이지 않는다.

3. 이렇게 양팔이 가슴을 가로지르고 몸 뒤로 뻗어진 채 몸통이 비틀린 자세(발가락, 엉덩이 및 머리의 방향과 반대인 자세)로부터 움직임을 시작한다.

4. 양팔을 몸 앞쪽으로 가로질러 옮길 때 팔을 편 상태를 유지하면서, 케이블을 당겨 몸통이 비틀린 자세를 푼다. 일단 양팔이 180도 이동하였으면 잠시 멈춘다. 머리, 몸통, 팔, 엉덩이와 발가락은 모두 전방을 향한다. 숨을 내쉬고 양팔을 다시 몸 앞쪽으로 가로질러 옮겨 시작 자세로 되돌아간다.

관련근육(목표 부위: 중심부의 복사근)

주동근육: 내/외복사근
이차근육: 복직근, 복횡근, 전거근

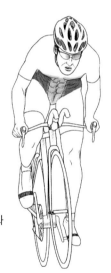

사이클링 포커스

웨이트리프팅을 하든 또는 자전거를 타고 전력 질주를 하든 복근이 수축하여 복벽을 지지하게 된다. 발살바 수기(Valsalva maneuver, 심호흡 후 입과 코를 막은 채 숨을 밀어내려 하는 시도)는 몸통을 확고하고 꼿꼿하게 한다. 이러한 상태는 척추와 복부 장기를 보호하고 당신의 노력에 최적의 힘을 전달하도록 돕는다. 다음에 전력 질주 또는 가속 질주를 할 기회가 온다면 복부 전체가 견고해지는 것에 주목한다. 오블릭 트위스트 우드초퍼 운동은 이러한 근육을 훈련시키고 탈장 또는 등의 좌상과 같은 부상을 방지하는 데 도움이 된다.

응용운동	트렁크 트위스트 Trunk Twist

케이블 기구를 사용할 수 없다면 짐볼 또는 벤치 위에서 몸통비틀기를 해도 된다. 등의 중간을 큰 짐볼 위에 댄 채 눕는다. 양손으로 메디신 볼을 들고 양팔을 천장 쪽으로 뻗는다. 팔꿈치를 곧게 유지하면서 양팔을 왼쪽으로 옮긴 다음 오른쪽으로 옮긴다. 양발을 지면에 단단히 댄 상태를 유지한다. 움직임은 엉덩이가 아니라 몸통에서 일어나야 한다.

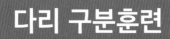

8 다리 구분훈련 LEG ISOLATION

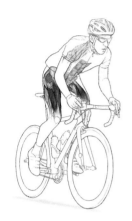

다리와 엉덩이는 사이클리스트에게 중요한 추진력이 된다. 이전 장들에서는 신체의 기타 근육이 사이클리스트의 운동 수행능력에 어떻게 중요한지를 설명했다. 그러나 다리만큼 사이클리스트에게 중요한 근육도 없다. 신체의 기타 모든 근육이 조연의 역할을 한다면 다리는 쇼의 주연이라는 데는 의문의 여지가 없다.

사이클리스트의 전신 훈련은 최적의 파워를 크랭크에 전달한다는 일차적인 목적을 중심으로 이루어진다. 순종 경주마의 윤곽이 뚜렷한 근육처럼 사이클리스트의 강한 다리는 다년간에 걸친 고된 훈련과 운동을 반영한다. 프로 사이클리스트는 자신의 다리를 소중한 물건처럼 다루므로 당신도 그래야 한다. 당신은 피트니스 센터에서 근력과 파워를 기르는 데 집중해야 할 뿐만 아니라 훈련 후 적절한 회복이 이루어지도록 해야 한다. 스트레칭, 압박 스타킹, 마사지와 다리 올리기는 모두 부상을 방지하고 운동에서 최대의 효과를 얻는 데 도움이 된다.

이 장에서 소개하는 운동을 따라하면 다리의 근력과 체력이 향상될 것이다. 이는 당신이 고대해온 장이 아닌가! 그러나 신체는 균형이 잡혀 있어야 하므로 오로지 다리에만 집중해서는 안 된다. 이전의 모든 장은 당신이 전력을 다해 페달을 돌릴 수 있도록 하는 기반과 토대를 제공한다.

골격 해부구조

하체의 3대 관절은 고관절, 슬관절과 발목관절이다. 고관절은 대퇴골의 상단을 골반에 연결하는 볼-소켓관절(ball-and-socket joint)이다. 대퇴골두(femoral head)라고 하는 대퇴골의 상단부가 '볼'이 되고 골반의 비구(acetabulum)가 '소켓'이 된다. 볼-소켓관절은 유연성이 좋고 움직임의 범위가 넓다. 사이클리스트는 주로 굴곡과 신전이란 강력한 움직임을 염두에 두지만, 고관절은 6가지 서로 다른 방향으로 움직일 수 있다.

굴곡(flexion): 페달 밟기의 상향 단계에서 넓적다리를 올리는 동작

신전(extension): 페달 밟기의 하향 단계에서 넓적다리를 내리는 동작

내전(adduction): 다리를 안쪽으로 정중선을 향해 움직이는 동작

외전(abduction): 다리를 바깥쪽으로 정중선에서 멀어지게 하는 동작

내회전(internal rotation): 넓적다리를 안쪽으로 회전시키는 동작

외회전(external rotation): 넓적다리를 바깥쪽으로 회전시키는 동작

슬관절은 고관절에 비해 단순하다. 이 관절은 대퇴골(femur, 위쪽에 위치), 경골(tibia, 아래쪽에 위치), 슬개골(patella) 등 3개 뼈에 의해 형성된다. 경첩관절(hinge joint)인 슬관절의 운동범위는 제한되어 있어, 슬관절은 하나의 면(plane)으로만 움직

여 굴곡(무릎을 구부리는 동작)과 신전(무릎을 펴는 동작)을 한다. 여러 인대가 슬관절을 안정화하는데, 이러한 인대로는 내측측부인대(medial collateral ligament, MCL), 외측측부인대(lateral collateral ligament, LCL), 전방십자인대(anterior cruciate ligament, ACL), 후방십자인대(posterior cruciate ligament, PCL) 등이 있다.

　발목관절도 경첩관절로 작용하지만 여러 면으로 움직이기 때문에 슬관절보다 훨씬 더 복잡하다. 실은 2개의 서로 다른 관절을 합쳐 흔히 '발목관절'이라고 한다. 진정한 발목관절은 경골(tibia), 비골(fibula)과 거골(talus)로 형성된다. 경골과 비골이 결합되어 탁자 모양을 형성해 거골의 윗면과 양 측면을 감싼다. 이 관절은 수직면으로 움직여 족배굴곡(dorsiflexion, 발을 발등 쪽으로 올리는 동작)과 족저굴곡(plantar flexion, 발을 발바닥 쪽으로 내리는 동작)을 한다. 두 번째 관절은 거종관절(talocalcaneal joint, 거골하관절[subtalar joint]이라고도 함)이며, 그 이름이 의미하듯이 이 관절은 거골과 종골(calcaneus)로 형성된다. 이 관절은 발의 내번(inversion, 발을 안쪽으로 기울이는 동작)과 외번(eversion, 발을 바깥쪽으로 기울이는 동작)을 가능하게 한다. 외측인대복합체(lateral ligament complex), 내측삼각인대(medial deltoid ligament) 등 여러 인대가 발목관절 전체와 거종관절을 안정화해 이들 관절을 아주 강하고 안정되게 한다.

대퇴사두근

대퇴사두근(quadriceps)은 무릎을 신전시키며 단련된 사이클리스트에서 고도로 발달되어 있고 강력하다. 그 이름이 의미하듯이 대퇴사두근은 4개의 서로 다른 근육으로 이루어져 있다.

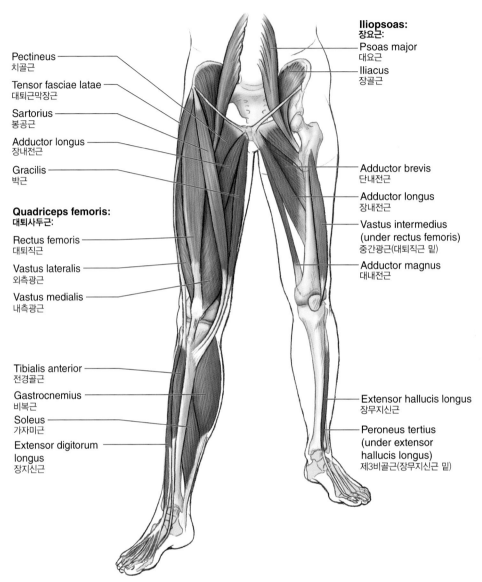

Pectineus
치골근

Tensor fasciae latae
대퇴근막장근

Sartorius
봉공근

Adductor longus
장내전근

Gracilis
박근

Quadriceps femoris:
대퇴사두근:

Rectus femoris
대퇴직근

Vastus lateralis
외측광근

Vastus medialis
내측광근

Tibialis anterior
전경골근

Gastrocnemius
비복근

Soleus
가자미근

Extensor digitorum
longus
장지신근

Iliopsoas:
장요근:
Psoas major
대요근
Iliacus
장골근

Adductor brevis
단내전근

Adductor longus
장내전근

Vastus intermedius
(under rectus femoris)
중간광근(대퇴직근 밑)

Adductor magnus
대내전근

Extensor hallucis longus
장무지신근

Peroneus tertius
(under extensor
hallucis longus)
제3비골근(장무지신근 밑)

그림 8-1. 다리의 전방 근육

1. 대퇴직근(rectus femoris)

2. 중간광근(vastus intermedius)

3. 내측광근(vastus medialis)

4. 외측광근(vastus lateralis)

이들 근복(muscle belly)은 모두 무릎을 지나가면서 합쳐져 섬유띠를 형성해 슬개골을 감싼다. 슬개건(patellar tendon)이라고 하는 이 섬유띠는 경골의 상단 전방에서 정지한다. 대퇴직근은 골반의 장골극(iliac spine)에서 기시하며, 골반에서 기시하므로 고관절 굴곡도 일으킨다. 외측광근, 중간광근과 내측광근은 각각 대퇴골 상부의 외측, 전방 및 내측 면에서 기시한다. 이들 근육은 그림 8-1에 나와 있다.

햄스트링

햄스트링(hamstrings)은 대퇴부의 후방에 있는 큰 근육군이다(그림 8-2 참조). 이 근육군은 무릎을 굴곡시키는 주동근육으로 작용한다. 햄스트링은 3개 근육으로 형성되어 있다.

1. 대퇴이두근(biceps femoris)
2. 반막양근(semimembranosus)
3. 반건양근(semitendinosus)

햄스트링은 골반의 좌골결절(ischial tuberosity)과 대퇴골의 후방면에서 기시한다. 이들 근육은 대퇴골의 뒤쪽을 따라 내려가 경골의 외측 및 내측과(lateral and medial condyles)와 비골두에서 정지한다. 햄스트링은 고관절과 슬관절을 모두 지나가기 때문에 이중 작용을 한다. 따라서 슬관절 굴근과 아울러 고관절 신근으로 작용한다.

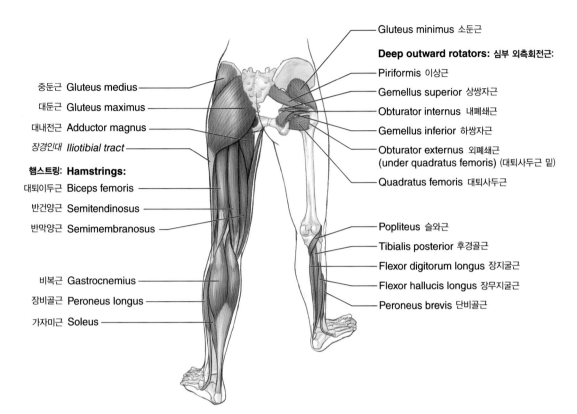

그림 8-2. 다리의 후방 근육

대퇴사두근과 비슷하게 햄스트링은 근육이 잘 발달된 사이클리스트에서 강력한 근육이 된다.

둔근

대둔근(gluteus maximus)은 가장 크고 가장 뚜렷한 둔근이다(그림 8-2 참조). 이 근육은 고관절을 신전시키는 주동근육이며, 페달 회전주기에서 사이클리스트에게 상당한 하향 파워를 제공한다. 대둔근은 골반의 장골과 천골에서 기시한다. 이 근육은 내측에서 외측으로 주행해 대퇴골에서 정지한다. 대퇴근막장근(tensor fasciae latae)과 함께 대둔근은 장경인대(iliotibial band)를 형성한다. 이 두꺼운 인대는 넓적다리의 외측을 따라 내려가 경골의 외측과에서 정지한다. 장경인대는 흔히 고된 훈련의 나날을 보낸 후 불편을 초래하는 원인이 된다.

기타 2개의 둔근, 즉 소둔근(gluteus minimus)과 중둔근(gluteus medius)은 다리를 회전시키거나 외측으로 움직이는 작용을 한다. 소둔근은 넓적다리의 외전과 내회전을 일으킨다. 이 근육은 대둔근 밑에 있고 골반을 대퇴골의 대전자(greater trochanter)에 연결한다. 중둔근도 넓적다리의 외전을 일으킨다. 외전의 정도에 따라 중둔근은 넓적다리의 내회전 또는 외회전을 일으킬 수 있다.

기타 대퇴부 근육

기타 많은 근육이 고관절의 내전(정중선 쪽으로 움직이는 동작)과 외전(정중선에서 멀어지는 동작)을 일으키거나 돕는다.

- **고관절 내전근:** 박근(gracilis), 단내전근(adductor brevis), 장내전근(adductor longus), 대내전근(adductor magnus), 치골근(pectineus)
- **고관절 외전근:** 중둔근(gluteus medius), 소둔근(gluteus minimus), 대퇴근막장근(tensor fasciae latae), 봉공근(sartorius)

고관절 굴근은 앞에서 설명한 대둔근만큼 강력하지 않다. 그러나 이 책의 다른 곳에서 언급하였듯이 효율적인 사이클리스트의 목표는 부드럽게 지속적으로 페달을 밟는 것이다. 그러므로 사이클리스트는 고관절 신근뿐만 아니라 다음과 같은 고관절 굴근도 훈련시켜야 한다.

고관절 굴근: 장요근(iliopsoas), 대퇴직근(rectus femoris), 봉공근(sartorius), 대퇴근막장근(tensor fasciae latae), 치골근(pectineus), 단내전근(adductor brevis), 장내전근(adductor longus)

하퇴부 근육

하퇴부의 후방 근육도 사이클리스트에게 매우 중요하다. 종아리의 3개 근복, 즉 내측 및 외측 비복근(medial and lateral gastrocnemius)과 가자미근(soleus)을 합쳐 하퇴 삼두근(triceps surae)이라고 한다(그림 8-2 참조). 이들 근육은 모두 족저굴곡(발과 발가락을 아래쪽으로 움직이는 동작)을 일으키는데, 이는 페달 밟는 동작의 중요한 부분이다. 비복근은 대퇴골의 내측 및 외측과에서 기시하고 아킬레스건을 통해 종골에서 정지한다. 이 근육은 슬관절을 지나가기 때문에 아울러 햄스트링을 도와 무릎을 굴곡시킨다. 가자미근은 경골과 비골에서 모두 기시한다. 비복근과 함께 가자미근은 아킬레스건을 통해 종골에서 정지한다.

하퇴부의 전방 구획에는 족배굴곡(발과 발가락을 위쪽으로 움직이는 동작)을 일으키는 많은 근육이 있다. 전경골근(tibialis anterior)은 내측(중간) 근육이며, 경골의 외측과에서 발의 제1중족골(first metatarsal)과 제1설상골(first cuneiform)까지 뻗어 있다. 페달을 밟을 때에는 이 근육을 활성화하여 발을 당겨 올린다. 이 부위에 있는 기타 근육으로는 장무지신근(extensor hallucis longus, 엄지발가락의 족배굴곡), 장지신근

(extensor digitorum longus, 발가락의 족배굴곡), 제3비골근(peroneus tertius, 발의 족배굴곡과 외번) 등이 있다. 장/단비골근(peroneus brevis and longus)은 하퇴부의 외측 구획에 있고 주로 발의 외번을 일으킨다.

이 장에서 소개하는 운동은 사이클링 중 사용할 다양한 다리 근육의 구분훈련에 도움이 된다. 이러한 운동의 일부(내로우−스탠스 스미스 스쿼트, 루마니아 데드리프트 등)는 단일 근육만 구분훈련시키지 않지만, 운동마다 나열한 주동근육에 집중하는 것이 중요하다. 이는 자세에 도움이 될 뿐만 아니라 훈련의 효과를 향상시킨다. 특정한 근육의 훈련에 집중하면 사이클링 파워를 기르는 토대를 강화할 수 있다.

다음 두 장은 여러 근육군을 동시에 훈련시키는 운동을 소개한다. 이러한 통합운동을 할 때에는 몸이 간혹 '속이면서' 강한 근육을 사용하여 약한 근육을 지원하고 도울 수 있다. 이 때문에 훈련에서 구분훈련 운동이 아주 중요하다. 그래서 통합운동에 앞서 먼저 구분훈련 운동을 이 장에 배치하였다. 이 장에서 운동마다 나열한 특정한 주동근육에 집중해 훈련하면 보다 복합적인 운동으로 넘어갔을 때 더 빠른 효과를 볼 수 있다. 또한 사이클링에 나서서도 더 좋은 결과를 얻을 수 있다.

워밍업과 스트레칭

다리에는 큰 근육군이 포함되어 있으므로 저항을 추가하기 전에 충분히 워밍업을 하는 것이 무엇보다 중요하다. 스트레칭에 앞서 10~15분 정도 고정 자전거를 타거나 가벼운 러닝을 한다. 그런 다음 저항운동을 하기 전에 대퇴사두근, 햄스트링, 둔근과 종아리를 특정적으로 스트레칭 하는 운동을 해야 한다. 이는 다소 지루하고 시간이 걸리는 것처럼 느껴질지도 모르나, 부상의 방지를 돕는 데 매우 중요하다.

레그 익스텐션
Leg Extension

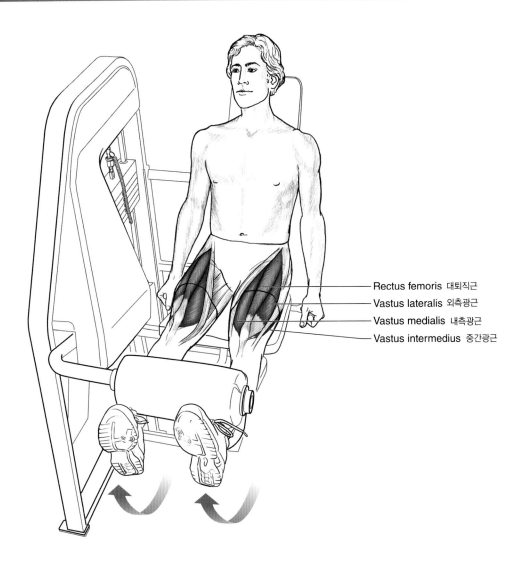

Rectus femoris 대퇴직근
Vastus lateralis 외측광근
Vastus medialis 내측광근
Vastus intermedius 중간광근

운동 방법

1. 무릎을 90도로 구부리고 무릎의 중앙을 회전축과 정렬한 채 머신에 앉는다.

2. 하퇴부를 올려 무릎을 편다. 발가락은 위쪽을 향해야 한다.

3. 잠시 멈춘 후 시작 자세로 되돌아간다(무릎을 90도로 구부린다).

⚠ **안전수칙:** 요추 손상을 방지하기 위해 척추를 머신 패드에 평평하게 댄 상태를 유지한다.

관련근육

주동근육: 대퇴사두근(대퇴직근, 외측/내측/중간광근)
이차근육: 없음

사이클링 포커스

다음에 자전거를 타러 나가면 일정한 속도로 페달을 밟는 동안 다양한 다리 근육이 활성화되는 것을 느껴보도록 한다. 전력 질주를 하거나 언덕길을 오르면서 격렬하게 가속하는 동안에도 똑같이 해보도록 한다. 다리가 페달 회전주기의 꼭대기를 넘어 킥을 하면서 대퇴사두근이 맹렬하게 활성화된다는 점을 알게 될 것이다. 페달 밟는 동작에서 이 부분은 레그 익스텐션 머신에서 하는 동작과 비슷하다. 이 운동은 (이 장에서 소개하는 기타 운동처럼) 사이클링에서 사용되는 주요 근육군의 하나를 구분훈련시킨다. 전문 사이클리스트의 대퇴사두근을 살펴보면, 그 발달 정도로 미루어 이들 근육이 사이클링 중 얼마나 많이 사용되는지를 깨닫게 될 것이다.

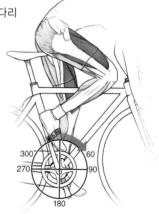

응용운동 싱글-레그 익스텐션
Single-Leg Extension

레그 익스텐션 머신은 서로 다른 제품이 많다. 대부분의 경우에 각각의 다리를 개별적으로 단련하도록 되어 있어 다리의 구분훈련이 가능하다. 이는 적절한 균형을 이루도록 하고 우성편 다리가 비우성편 다리의 부족한 점을 보충하지 않도록 한다는 점에서 특히 유용하다.

월 볼 스쿼트
Wall Ball Squat

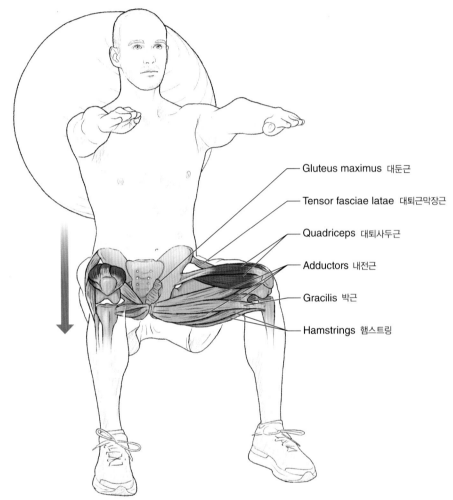

Gluteus maximus 대둔근

Tensor fasciae latae 대퇴근막장근

Quadriceps 대퇴사두근

Adductors 내전근

Gracilis 박근

Hamstrings 햄스트링

운동 방법

1. 중간 사이즈에서 큰 사이즈의 짐볼을 등과 벽 사이에 둔 채 선다. 짐볼은 견갑골 바로 아래 요추 높이로 위치시켜야 한다.

2. 양팔을 몸의 앞쪽으로 내뻗는다. 발가락은 손바닥 아래로 수직으로 정렬해야 한다.

3. 스쿼트 동작을 수행해 둔부가 무릎 높이 바로 아래로 내려가도록 한다. 스쿼트 자세에서 잠시 멈춘 다음 선 자세로 되돌아간다.

관련근육

주동근육: 대퇴사두근(대퇴직근, 외측/내측/중간광근)

이차근육: 대둔근, 햄스트링(반건양근, 반막양근, 대퇴이두근), 박근, 고관절 내전근(장/단/대내전근), 치골근, 대퇴근막장근

사이클링 포커스

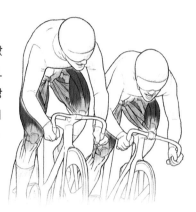

이 운동은 대퇴사두근에 초점을 둔다. 레그 익스텐션 운동에서 보았듯이 대퇴사두근은 페달 회전주기에서 다리를 당겨 올려 넘긴다. 근육이 잘 발달된 사이클리스트를 보면, 합쳐져 넓적다리의 전방 근육을 형성하는 4개의 서로 다른 근복(muscle belly)을 마음속에 그려볼 수 있다. 양발을 벽에서 떨어뜨려 위치시키면 대둔근과 햄스트링보다는 대퇴사두근의 스쿼트 자세에 대한 기여를 강조한다. 구분훈련 운동의 핵심은 페달 회전주기의 각 단계에서 작용하는 개별 근육을 강화하는 것이다. 이들 개별 근육이 모두 함께 작용해 360도의 파워를 내게 된다.

응용운동 웨이트 월 볼 스쿼트
Weighted Wall Ball Squat

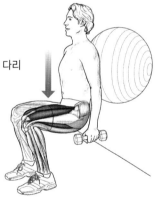

앞의 운동을 설명한 대로 수행하되, 이번에는 양손에 덤벨을 든다. 또한 다리 사이에 케틀벨을 들어도 된다.

내로우-스탠스 스미스 스쿼트
Narrow-Stance Smith Squat

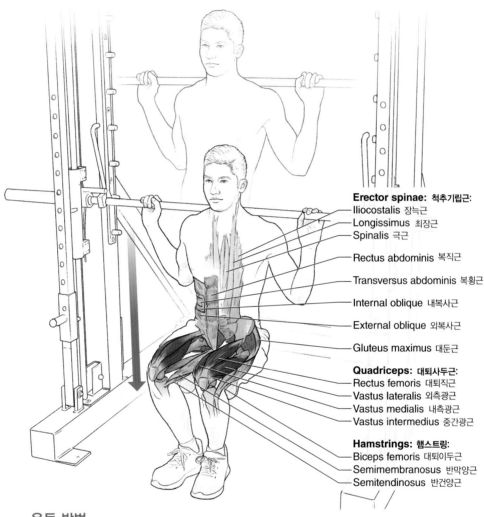

Erector spinae: 척추기립근:
Iliocostalis 장늑근
Longissimus 최장근
Spinalis 극근

Rectus abdominis 복직근

Transversus abdominis 복횡근

Internal oblique 내복사근

External oblique 외복사근

Gluteus maximus 대둔근

Quadriceps: 대퇴사두근:
Rectus femoris 대퇴직근
Vastus lateralis 외측광근
Vastus medialis 내측광근
Vastus intermedius 중간광근

Hamstrings: 햄스트링:
Biceps femoris 대퇴이두근
Semimembranosus 반막양근
Semitendinosus 반건양근

운동 방법

1. 스미스 머신의 바를 설정한다. (스미스 머신에는 레일을 따라 수직으로 움직이는 바벨이 있다.) 바는 어깨 높이보다 약간 더 높아야 한다. 걸쇠를 풀어 바가 움직일 수 있도록 한다.
2. 양발을 모으고 몸 앞쪽으로 약간 내서 두어 뒤로 5~10도 정도의 각도로 몸을 바로 기울이도록 한다.
3. 스쿼트 동작을 수행한다. 둔부를 내려 무릎이 90도 각도를 이루도록 한다.

⚠️**안전수칙:** 내로우–스탠스 스미스 스쿼트 운동에서는 뒤로 몸을 바로 기울이므로 무릎에 압박이 가해질 수 있다. 몸이 바에서 바닥까지 그은 수직선과 이루는 각도에 주의를 기울인다. 이 각도가 10도를 훨씬 더 초과해서는 안 된다. 자세를 잡는 또 다른 방법은 스쿼트 동작을 수행하였을 때 무릎을 발가락 바로 위에 두는 것이다. 무릎이 발가락 앞쪽으로 나가지 않아야 한다.

관련근육

주동근육: 대퇴사두근(대퇴직근, 외측/내측/중간광근)

이차근육: 대둔근, 햄스트링(반건양근, 반막양근, 대퇴이두근), 복직근, 복횡근, 내/외복사근, 척추기립근(극근, 최장근, 장늑근)

사이클링 포커스

가파른 언덕길에 막 접어든다고 상상해보자. 길이 좁아져 병목 현상을 일으키기 때문에 앞쪽으로 치고나가는 것이 중요하다. 따라서 페달 회전주기의 꼭대기를 넘을 때마다 폭발적인 파워를 내어 킥을 해야 한다. 그렇게 하려면 대퇴사두근의 기여가 극대화되어야 한다. 내로우–스탠스 스미스 스쿼트 운동을 하는 동안에는 대퇴사두근에 몰입해야 한다. 이 운동에서는 대둔근과 햄스트링도 단련되지만, 다리의 전방 근육에 몰입하고 대퇴사두근의 동원을 통해 파워를 내서 웨이트를 들어 올려야 한다.

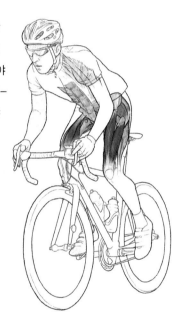

시티드 레그 컬
Seated Leg Curl

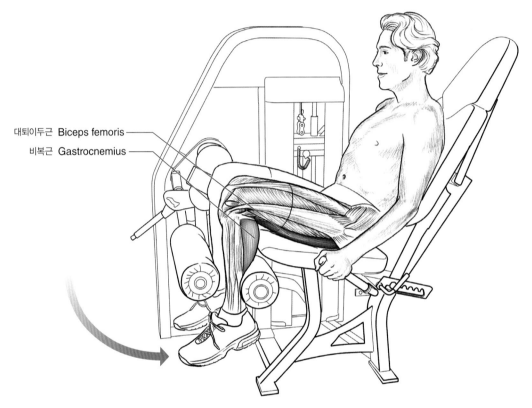

대퇴이두근 Biceps femoris
비복근 Gastrocnemius

운동 방법

1. 무릎을 펴고 무릎의 중앙을 회전축과 정렬시킨 채 머신에 앉는다.
2. 등을 평평하게 유지하면서 무릎을 굴곡시켜 90도로 구부린다. 발가락은 위쪽을 향한 상태를 유지한다.
3. 잠시 멈춘 후 시작 자세로 되돌아간다(무릎을 편다).

관련근육

주동근육: 햄스트링(반건양근, 반막양근, 대퇴이두근)
이차근육: 비복근, 박근, 봉공근, 슬와근

사이클링 포커스

페달 밟는 동작이 효율적이려면 양쪽 다리의 노력이 끊임없이 교대하면서 조화를 이루어야 한다. 한쪽 다리가 당기는 데 집중하는 가운데 다른 쪽은 미는 데 집중한다. 레그 익스텐션 운동이 페달 회전주기의 꼭대기 및 앞쪽 부분을 재현하듯이, 레그 컬 운동은 페달 밟는 동작의 바닥 및 뒤쪽 부분에 초점을 둔다. 레그 컬 머신에 앉고는 오른쪽 그림에서처럼 페달 회전주기의 바닥 호 부분을 지나가면서 발을 당긴다고 상상해본다. 이 운동의 동작이 크랭크의 회전을 완료하면서 발을 위로 당기는 동작과 유사하다는 점을 느껴본다. 이 운동을 하면서 등이 아치를 이루게 하고 엉덩이를 기울여서 '가짜 운동이 되지' 않도록 한다. 목적은 햄스트링을 구분훈련시켜 이 근육에 가능한 한 최선의 훈련이 되게 하는 것임을 기억한다.

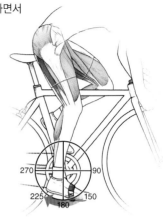

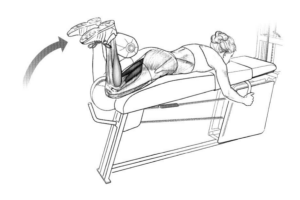

응용운동 라잉 레그 컬
Lying Leg Curl

라잉 레그 컬을 하면 햄스트링을 최대로 수축시킬 때 아울러 엉덩이가 약간 신전된다.

루마니아 데드리프트
Romanian Deadlift

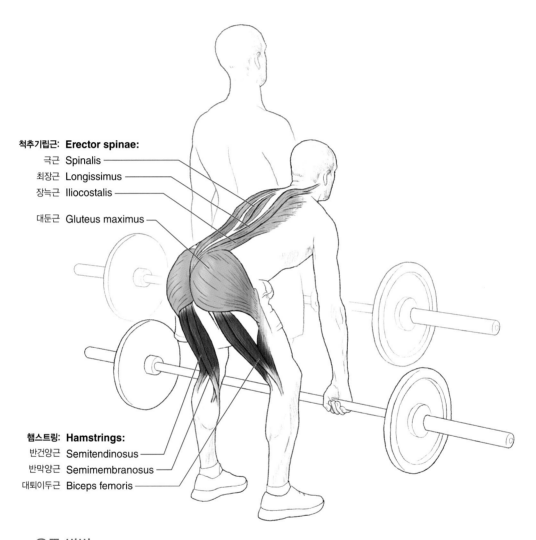

척추기립근: Erector spinae:
극근 Spinalis
최장근 Longissimus
장늑근 Iliocostalis

대둔근 Gluteus maximus

햄스트링: Hamstrings:
반건양근 Semitendinosus
반막양근 Semimembranosus
대퇴이두근 Biceps femoris

운동 방법

1. 양발을 어깨너비로 벌리고 양쪽 발목을 바에 닿게 한 채 선다. 오버핸드 그립으로 바를 다리 바로 외측으로 잡는다. 양팔은 펴야 한다.

2. 등을 곧게 유지하면서 엉덩이를 앞으로 밀어 바를 들어 올리고 똑바로 선다. 바는 넓적다리의 앞쪽에 닿게 된다. 이것이 데드리프트의 시작 자세이다.

3. 무릎을 약간 구부리고 등을 곧게 편 채 엉덩이를 뒤로 밀어 바를 내리기 시작한다. 엉덩이의 움직임에 집중한다. 등을 곧게 그리고 가슴을 앞으로 유지한다.

4. 햄스트링이 충분히 스트레칭 되는 것을 느낄 때까지 다리를 따라 바를 내린다.

5. 엉덩이를 앞으로 밀어 선 자세로 되돌아가 엉덩이가 똑바로 선 자세에서 고정되도록 한다. 움직임 전체를 반복한다.

⚠ **안전수칙:** 머리와 가슴을 위로 유지하도록 한다. 이렇게 하면 척추를 곧게 유지하고 요추 손상을 방지하는 데 도움이 된다.

관련근육

주동근육: 햄스트링(반건양근, 반막양근, 대퇴이두근)
이차근육: 척추기립근(극근, 최장근, 장늑근), 대둔근

사이클링 포커스

루마니아 데드리프트는 사이클리스트의 몸에서 뒤쪽 전체에 초점을 둔다. 운동을 해보면 이 운동이 핸들바 드롭을 잡거나 에어로 바에서 팔을 뻗고 몸을 앞으로 구부릴 때 다리의 움직임을 재현한다는 점을 정말로 느낄 수 있다. 사이클링을 하면서 등, 엉덩이와 넓적다리에 집중한다면(그런 다음 루마니아 데드리프트를 하면서 그러한 감각을 회상한다면) 피트니스 센터에서 이 운동을 하는 것의 효과를 알게 될 것이다. 자전거를 타면서 앉아 있든 또는 일어서 있든 파워의 상당 부분은 엉덩이(고관절)에서 다리의 신전으로부터 온다. 운동을 하면서 이 부위에 집중하면 파워와 운동 수행능력 면에서 효과를 볼 것이다.

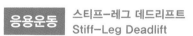

응용운동 스티프-레그 데드리프트
Stiff-Leg Deadlift

이 응용운동은 루마니아 데드리프트와 흡사하다. 루마니아 데드리프트가 엉덩이를 뒤로 민 다음 앞으로 미는 데 초점을 두는 반면, 스티프-레그 데드리프트는 동일한 움직임을 수행하면서 다리를 곧게 유지하는 데 집중한다. 두 운동은 햄스트링과 몸의 후방 근육을 단련한다. 이들 운동을 혼합해서 하면 운동 기법이 흥미로워질 수 있다.

싱글-레그 데드리프트
Single-Leg Deadlift

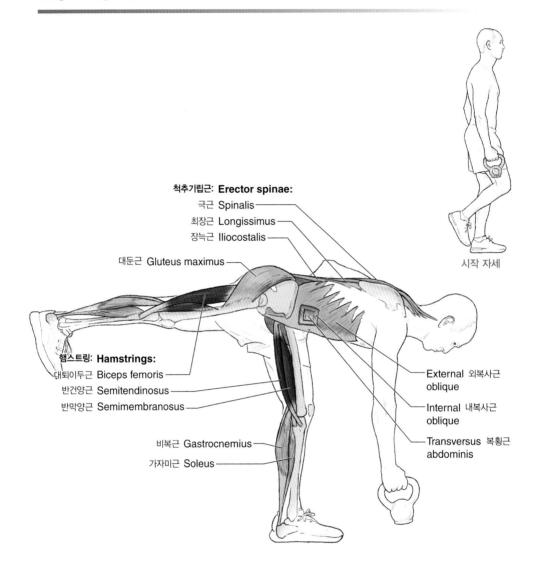

척추기립근: **Erector spinae:**
극근 Spinalis
최장근 Longissimus
장늑근 Iliocostalis

대둔근 Gluteus maximus

햄스트링: Hamstrings:
대퇴이두근 Biceps femoris
반건양근 Semitendinosus
반막양근 Semimembranosus

비복근 Gastrocnemius
가자미근 Soleus

External 외복사근 oblique
Internal 내복사근 oblique
Transversus 복횡근 abdominis

시작 자세

운동 방법

1. 한쪽 다리로 서고 반대쪽 손으로 케틀벨을 든다.

2. 등을 곧게 펴고 지지하는 다리의 무릎을 약간 구부린 상태를 유지하면서, 몸통을 앞으로 기울이기 시작하고 들린 다리를 편다.

3. 몸통을 앞으로 구부리면서 균형을 위해 들린 다리를 곧장 몸 뒤로 뻗는다. 계속해서 엉덩이를 굴곡시켜 몸통이 지면과 평행하도록 한다.

4. 시작 자세로 되돌아간다. 동작을 반복해 세트를 완료한 다음, 동일한 운동을 반대 측에서 수행한다.

관련근육

주동근육: 햄스트링(반건양근, 반막양근, 대퇴이두근)
이차근육: 척추기립근(극근, 최장근, 장늑근), 대둔근, 비복근, 가자미근, 내/외복사근, 복횡근

사이클링 포커스

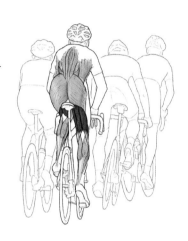

이 운동은 루마니아 데드리프트 및 스티프-레그 데드리프트의 경우와 동일한 근육군을 단련한다. 그러나 비대칭으로 인해 중심부 단련이 추가된다. 자전거를 타면서 온힘을 다할 때에는 다리의 파워가 필요하지만 다리의 움직임에 토대를 제공할 수 있는 강한 중심부도 필요하다. 나는 이 운동을 좋아하는데, 많은 근육을 단련하기 때문이다. 이 운동에서는 햄스트링에서 신장과 작열감이 일어날 뿐만 아니라 균형의 유지를 도와주는 모든 안정근이 활성화된다.

응용운동	다양한 웨이트 또는 베이스 싱글-레그 데드리프트 Single-Leg Deadlift With Varying Weight or Base

싱글-레그 데드리프트는 2018년 평창 동계올림픽 알파인스키 미국 국가대표였던 린지 본(Lindsey Vonn)이 무릎 수술에서 회복할 때 보여준 운동이다. 이 운동에는 여러 대안이 있어 덤벨, 웨이트 플레이트 또는 바벨을 들 수 있다. 이 운동을 정말로 어렵게 하고자 한다면 스태빌리티 플랫폼 또는 디스크 위에 서서 할 수도 있다. 그러나 디스크 위에서 한다면 부상을 방지하기 위해 웨이트의 중량을 줄이도록 한다.

힙 스러스트
Hip Thrust

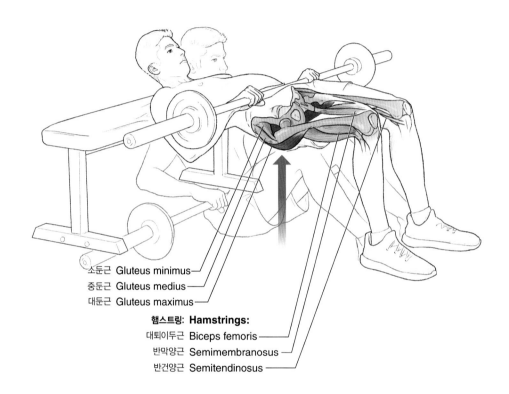

소둔근 Gluteus minimus
중둔근 Gluteus medius
대둔근 Gluteus maximus

햄스트링: **Hamstrings:**
대퇴이두근 Biceps femoris
반막양근 Semimembranosus
반건양근 Semitendinosus

운동 방법

1. 엉덩이를 가로질러 넓적다리에 바벨을 올려놓은 채 웨이트 벤치에 앉는다.

2. 벤치로 미끄러져 내려가 등 상부와 견갑골을 벤치에 얹는다. 양손으로 엉덩이에 놓인 바벨을 잡는다. 무릎이 90도 각도를 이루게 한 채 양발을 지면에 단단히 댄다.

3. 엉덩이를 지면 쪽으로 내리되 지면에 닿아서는 안 된다. 머리도 엉덩이를 따라 앞으로 기울어야 한다. (이는 척추에 가해지는 압박을 없앤다.)

4. 둔근을 서로 조이고 발뒤꿈치에 힘을 주면서 엉덩이를 다시 위로 천장 쪽으로 그리고 시작 자세로 신전시킨다.

관련근육

주동근육: 대둔근
이차근육: 햄스트링(반건양근, 반막양근, 대퇴이두근), 중/소둔근

사이클링 포커스

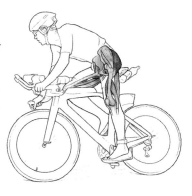

사이클리스트들은 늘 자신의 둔부를 단련하는 훌륭한 방법을 모색한다. 힙 스러스트는 표준 스쿼트형 운동의 좋은 대체운동이다. 사실 이 운동은 그 이상은 아니라도 전통적인 스쿼트만큼이나 둔근을 활성화한다. 힙 스러스트 운동은 페달 밟는 동작에서 다리의 강한 하향 동작을 반영한다. 이 운동 중에는 둔부를 활성화하여 바를 수직으로 올리는 데 집중해야 한다.

응용운동
싱글-레그 힙 스러스트
Single-Leg Hip Thrust

앞의 운동과 동일하게 운동하되 한 발만 지면에 둔다. 필요하다면 운동부하를 증가시키기 위해 바벨 대신 플레이트 또는 덤벨을 엉덩이에 올려놓아도 된다.

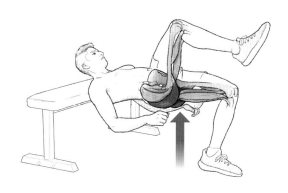

케이블 백 킥
Cable Back Kick

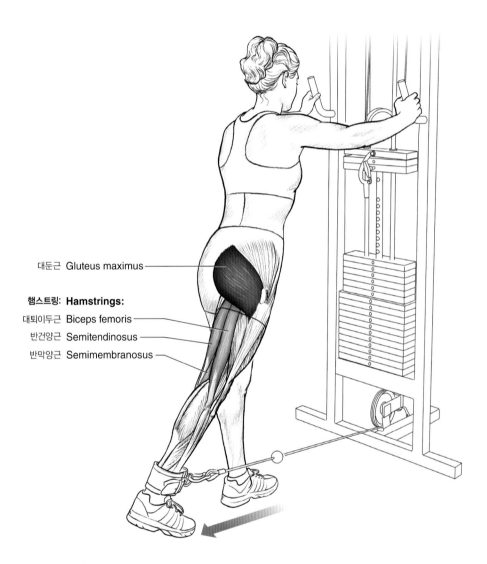

대둔근 Gluteus maximus

햄스트링: Hamstrings:

대퇴이두근 Biceps femoris

반건양근 Semitendinosus

반막양근 Semimembranosus

운동 방법

1. 로우 풀리의 케이블을 발목에 부착한다. 풀리 기구를 향해 서서 손잡이를 잡는다.

2. 다리를 편 상태를 유지하면서 엉덩이를 신전시켜 발을 뒤로 가져간다.

3. 천천히 시작 자세로 되돌아간다. 세트를 완료한 다음 측면을 바꾼다.

관련근육

주동근육: 대둔근

이차근육: 햄스트링(반건양근, 반막양근, 대퇴이두근)

사이클링 포커스

대둔근은 자전거를 타면서 크랭크를 돌아갈 때 큰 역할을 한다. 이 근육은 페달을 내리밟는 파워의 상당한 비율을 제공한다. 페달 밟는 동작의 꼭대기를 넘어 페달을 밀어내리기 시작하면 대둔근이 활성화되어 엉덩이를 신전시킨다. 전문 사이클리스트들을 살펴보면 대둔근이 발달되어 있는 것이 뚜렷이 보인다. 케이블 백 킥은 이 중요한 근육의 구분훈련에 가장 좋은 운동이기 때문에 사이클링 훈련에 필수적이다. 운동 중 시간을 절약하려면 고관절 내전, 외전, 신전 및 굴곡 운동을 모두 한쪽 다리로 한 다음 다른 쪽으로 바꾸어 케이블을 부착하면 된다.

응용운동 짐볼 힙 익스텐션
Stability Ball Hip Extension

이는 훌륭한 고관절 신전 운동이다. 등을 바닥에 평평하게 댄 채 눕는다. 한쪽 다리는 위쪽을 향해야 하고 반대쪽 발뒤꿈치는 짐볼의 꼭대기에 얹어야 한다. 발뒤꿈치를 내리누르면서 엉덩이를 천장 쪽으로 올린다. 천천히 시작 자세로 되돌아간다.

싱글-레그 케이블 레이즈
Single-Leg Cable Raise

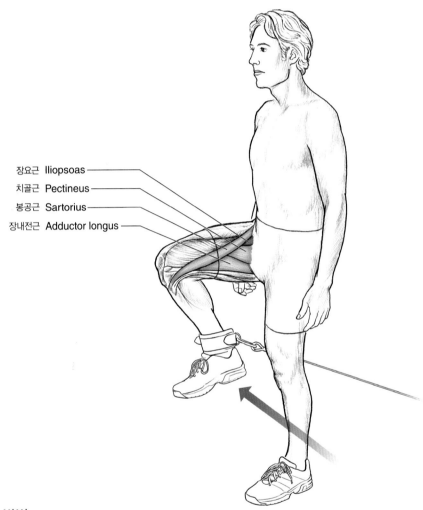

장요근 Iliopsoas
치골근 Pectineus
봉공근 Sartorius
장내전근 Adductor longus

운동 방법

1. 한쪽 발목에 로우 풀리의 케이블을 부착하고 풀리와 반대 방향을 향한다. 필요하다면 안정을 위해 바를 붙잡는다. 케이블이 부착된 다리는 엉덩이가 약간 신전된 상태이어야 한다.

2. 풀리의 저항에 대항해 무릎을 위쪽으로 당기면서 엉덩이를 구부린다.

3. 넓적다리가 바닥과 평행하게 되면 천천히 다리를 다시 시작 자세로 내린다. 세트를 완료한 다음 측면을 바꾼다.

관련근육

주동근육: 장요근

이차근육: 치골근, 봉공근, 장/단내전근, 대퇴직근

사이클링 포커스

싱글-레그 케이블 레이즈는 자전거를 타면서 크랭크를 돌릴 때 다리를 위로 몰아가는
동작을 반영한다. 언덕길에서 폭발적인 파워를 내거나 결승선을 향해 피치를
올리는 모습을 상상해본다. 많은 사람이 "원을 그리며 페달을 밟으라"고
얘기한다. 그들이 의미하는 바는 크랭크가 회전하는 동안 내내 고르게
페달에 파워를 싣는 데 집중해야 한다는 것이다. 이는 페달
밟는 동작에 대한 좋은 사고방식이나, 실제로 사이클리스트는
삼각형 패턴에 가깝게 페달을 밟는다. 즉 위로, 아래로, 그리고
바닥을 가로지르는 패턴이다. 어떤 식으로 생각하든 두
다리가 자전거의 추진에 계속 기여하도록 해야 한다.
싱글-레그 케이블 레이즈는 페달 회전주기의 상향 단
계를 구분훈련시키고 그러한 주기 전반의 훈련에 도움
이 된다.

케이블 힙 어덕션
Cable Hip Adduction

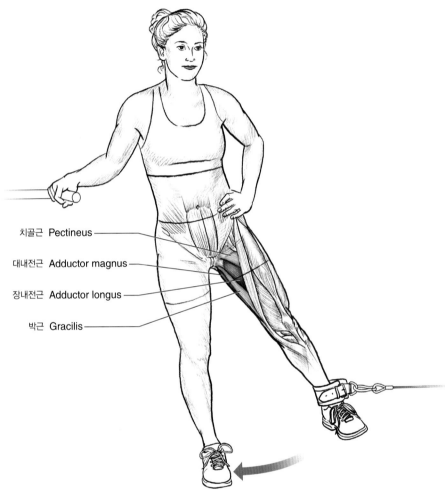

치골근 Pectineus

대내전근 Adductor magnus

장내전근 Adductor longus

박근 Gracilis

운동 방법

1. 로우 풀리에 대해 측면으로 서서 풀리에 더 가까운 다리의 발목에 풀리의 케이블을 부착한다.

2. 케이블이 나오는 곳에서 한 발짝 떨어져 웨이트가 들려 있도록 한다. 지지와 안정을 위해 손으로 바를 붙잡는다. 케이블이 부착된 발목이 측면으로 당겨진 채 한쪽 발로 서야 한다.

3. 몸통을 안정되게 유지하면서 풀리의 케이블에 부착된 다리의 발을 체중을 지지하는 다리의 발로 당긴다. 잠시 멈춘 후 천천히 시작 자세로 되돌아간다. 세트를 완료한 다음 측면을 바꾼다.

관련근육

주동근육: 장/단/대내전근
이차근육: 박근, 치골근, 하부 대둔근

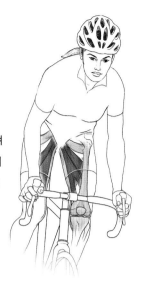

사이클링 포커스

페달 밟는 동작에서 실제로 다리를 내전시키지는 않을지라도 사이클리스트는 여전히 내전근을 강화해야 한다. 힘든 노력을 기울이는 동안 사이클리스트는 다리의 회전 동작을 깔끔하게 유선형으로 유지해야 할 것이다. 내전근은 크랭크를 회전시키는 주동근육의 지지에 도움이 된다. 내전근을 단련하면 피로할 때 자세가 무너질 가능성을 감소시킬 수 있다. 프로 선수가 페달 밟는 동작을 지켜보면(경주가 끝날 무렵 선수가 지칠 때조차도) 다리가 얼마나 부드럽게 회전하는지를 알 수 있다. 이는 오랜 기간 훈련하고 다리의 적절한 정렬의 유지를 돕는 이차근육을 잘 단련한 결과이다.

응용운동 머신 어덕션
Machine Adduction

많은 피트니스 센터는 고관절 내전 및 외전 운동을 위한 머신을 구비하고 있다. 이러한 머신을 사용하면 내전근을 구분훈련시키는 운동이 간편하고 쉬워진다.

애브덕션 밴드 워크
Abduction Band Walk

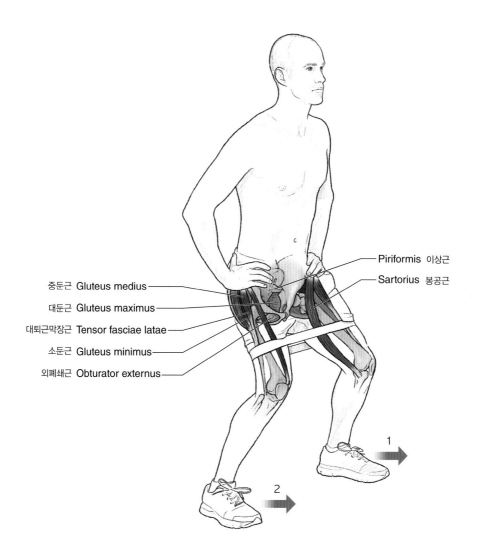

중둔근 Gluteus medius

대둔근 Gluteus maximus

대퇴근막장근 Tensor fasciae latae

소둔근 Gluteus minimus

외폐쇄근 Obturator externus

Piriformis 이상근

Sartorius 봉공근

운동 방법

1. 저항밴드를 무릎 바로 위 넓적다리에 두른다. (또한 저항밴드를 발목 또는 발에 둘러도 된다.)

2. 1/4 스쿼트 자세 또는 선수 기본자세(athletic stance)로 서는데, 무릎을 구부리고 둔부를 뒤로 빼며 등을 곧게 편다. 양발이 정면으로 향한 상태를 유지한다.

3. 동일한 자세를 유지하면서 왼쪽 다리를 측면으로 내어 딛는다. 무릎 자세가 고정되고 제어된 상태를 유지하도록 하고 안팎으로 흔들려서는 안 된다. 양발이 정면으로 향한 상태를 유지한다.

4. 오른발로 따라가며 왼쪽으로 비슷한 스텝을 밟는다.

5. 세트를 완료한 다음 반대 방향(오른쪽)으로 운동을 수행한다.

관련근육

주동근육: 중/소둔근, 대퇴근막장근, 봉공근

이차근육: 대둔근, 이상근, 외폐쇄근

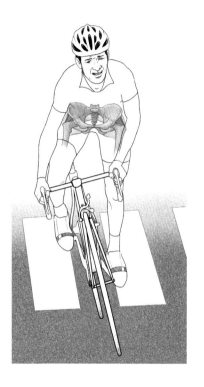

사이클링 포커스

고관절 내전근과 비슷하게 고관절 외전근도 페달 밟는 동작의 안정화에 중요한 역할을 한다. 강한 안정근은 피로도가 높은 상태에서 사이클링을 할 때(경주가 끝날 무렵 등) 특히 유용하다. 고관절 외전근은 사이클리스트가 피로해지고 체력의 한계에 도달할 때 연축과 경련을 일으키기 쉽다. 피트니스 센터에서 이러한 근육을 훈련시키면 근력뿐만 아니라 그 근육 내의 혈류 및 혈관망(vascular bed)의 양도 증가시킬 수 있다. 이는 경련과 연축의 방지에 도움이 되고 피로에 이르는 데 걸리는 시간을 지연시킨다.

응용운동 파이어 하이드런트
Fire Hydrant

고관절 내전근 운동과 비슷하게 머신 또는 케이블을 사용하여 고관절 외전근을 단련할 수 있다. 그러나 나는 파이어 하이드런트 운동을 좋아한다. 아무 특수 장비가 필요 없으므로 여행하거나 집에 있을 때 하기가 아주 좋기 때문이다. 손과 무릎으로 기는 자세를 취한다. 무릎을 구부린 상태를 유지하면서 한쪽 다리를 위로 그리고 바깥 측면으로 들어 올린다. 특히 고관절 외전근을 활성화하는 데 집중하면 이러한 단순한 운동조차도 훌륭한 구분훈련 운동이 될 수 있다는 점을 알게 될 것이다.

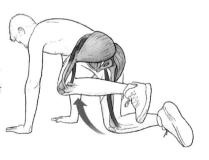

바벨 스탠딩 카프 레이즈
Standing Calf Raise With Barbell

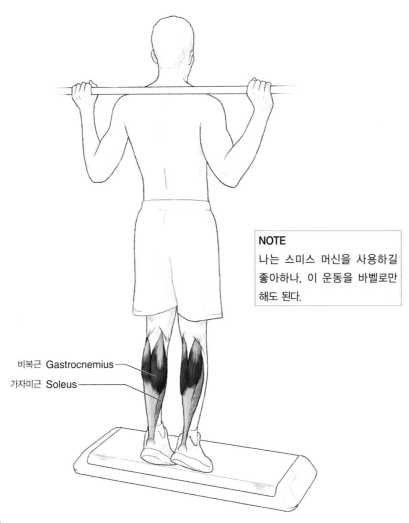

비복근 Gastrocnemius
가자미근 Soleus

NOTE
나는 스미스 머신을 사용하길 좋아하나, 이 운동을 바벨로만 해도 된다.

운동 방법

1. 플랫폼(웨이트 플레이트 또는 라이저)의 가장자리에 발가락을 올려놓고 목 뒤로 어깨에 바벨을 걸친다. 손바닥이 전방으로 향하게 바를 잡는다.

2. 등과 무릎을 곧게 유지하면서 종아리에서 충분한 스트레칭이 느껴질 때까지 발뒤꿈치를 내린다.

3. 발뒤꿈치를 들어 올려 발끝으로 서는 자세를 취하면서 천천히 몸을 올린다.

4. 시작 자세(발뒤꿈치를 내린 자세)로 되돌아간다.

관련근육

주동근육: 비복근
이차근육: 가자미근

사이클링 포커스

전문 사이클리스트는 누구나 종아리 근육이 고도로 발달되어 있다. 다리가
움직여 페달 밟는 동작을 할 때 비복근과 가자미근은 페달이 돌아갈 때마다
파워를 증가시킨다. 효율성을 유지하기 위해서는 페달이 회전하는
동안 지면에 대한 발의 각도가 급격히 변화하지 않아야 한다.
크랭크는 끊임없이 움직이므로 발목이 완충 역할을 하여 발이
비교적 안정적인 자세를 유지하게 해야 한다. 비복근과
가자미근은 이러한 발목 움직임에 큰 역할을 한다. 다리를
내려 페달을 밟을 때마다 비복근과 가자미근은 페달에 전달되는
아래로 향하는 힘에 기여한다(이에 따라 자전거의 전진에 기여한다).
과거에 경주할 때 나는 앤디 햄스턴(Andy Hampsten)의 페달 회전과 발
자세를 유심히 살펴봤다. 그가 효율적으로 페달을 밟는 동작은 적절한 발
자세 및 발목 움직임을 보여주는 완벽한 예이다.

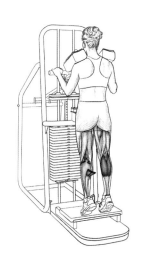

응용운동 머신 스탠딩 카프 레이즈
Standing Calf Raise With Machine

카프 레이즈 운동을 위해서는 다양한 머신을 사용할 수 있다. 나는 스미스
머신보다는 바벨을 선호하는데, 나는 일반적으로 운동 중에 기타 하지 운동을
하기 때문이다. 구분훈련 머신은 종아리 근육에 완전히 집중하도록 해주므로
아주 효과적이다. 또한 싱글-레그 카프 레이즈 운동을 하고자 하는 경우에도
유용하다.

시티드 바벨 카프 레이즈
Seated Barbell Calf Raise

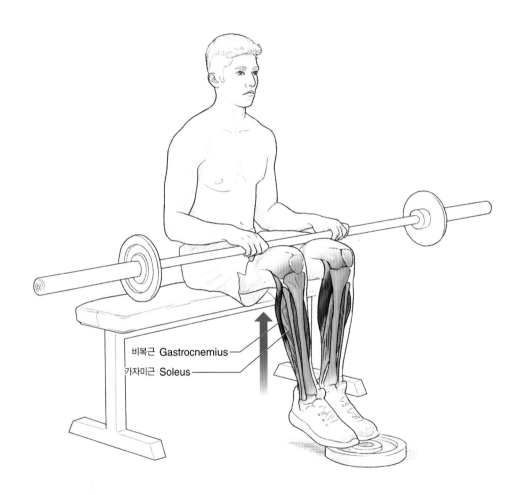

비복근 Gastrocnemius
가자미근 Soleus

운동 방법

1. 작은 플랫폼, 나무 조각 또는 웨이트 플레이트를 벤치의 가장자리로부터 30~40㎝ 정도 거리에 둔다. 양쪽
   무릎이 90도 각도를 이루고 양발의 볼이 플랫폼 또는 플레이트 위에 있도록 벤치에 앉는다.

2. 무릎에서 8~10㎝ 정도 위로 바벨을 넓적다리에 올려놓는다.

3. 발뒤꿈치를 들어 올려 카프 레이즈를 수행한다. 발목의 완전한 신전에 집중한다. 완전한 신전 상태에서 잠시
   멈춘 다음 발뒤꿈치를 내린다.

관련근육

주동근육: 비복근

이차근육: 가자미근

사이클링 포커스

이전 운동에서 언급하였듯이 종아리는 페달을 밟는 동안
최대의 파워를 생성하는 데 필수적이다. 이는 하퇴부의
구분훈련에 아주 좋은 운동이다. 점차로 보다 무거운 웨이트로
진행한다. 근육이 발달될 뿐만 아니라 건이 강화될 시간을
충분히 주도록 해야 한다. 아킬레스건의 파열 또는 손상은 참담할
수 있으므로 피트니스 센터에서 운동의 진행을 서둘러서는 안
된다. 참고로 아킬레스건 부상을 입은 사람에게 사이클링은 훌륭한
재활 운동이 된다. 페달 밟는 동작은 부드럽고 충격을 가하지 않기
때문에 사이클링은 부상 후 건강을 되찾는 데 아주 좋은 방법이다.

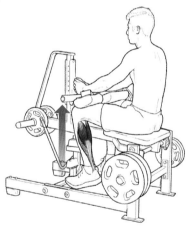

응용운동 시티드 머신 카프 레이즈
Seated Machine Calf Raise

시티드 바벨 카프 레이즈 운동의 움직임과 흡사한 프리웨이트
머신도 있다. 이러한 머신은 사용하기 쉽고 잠재적으로 무거운
바벨을 넓적다리에 올려놓을 필요가 없기 때문에 편리하다.

시티드 리버스 카프 프레스
Seated Reverse Calf Press

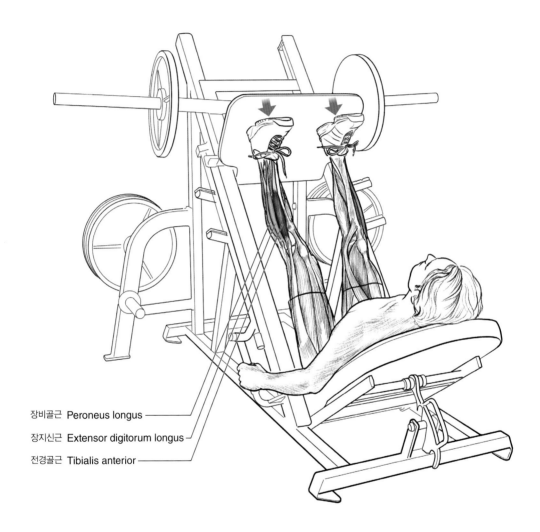

장비골근 Peroneus longus

장지신근 Extensor digitorum longus

전경골근 Tibialis anterior

운동 방법

1. 양발을 레그 프레스 머신의 플랫폼에 높이 둔다.

2. 무릎을 편 상태를 유지하면서, 양발의 꼭대기를 뒤로 몸 쪽으로 당기면서 발뒤꿈치로 플랫폼을 민다.

3. 시작 자세(양발을 플랫폼에 완전히 댄 자세)로 되돌아간다.

관련근육

주동근육: 전경골근
이차근육: 장지신근, 장비골근

사이클링 포커스

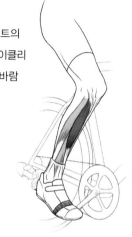

효율성은 사이클리스트의 성공에 핵심적인 요소이다. 이상적으로는 사이클리스트의
노력 또는 움직임은 무엇이든 자전거를 더 빨리 전진시켜야 한다. 불행히도 사이클리
스트가 기울이는 노력의 상당 부분은 흔히 전달 과정에서 소실되는데, 이는 바람
저항, 방열(열 방출), 장비 문제 또는 기타 요인들 때문이다. 그래서 파워
생성과 효율적인 움직임은 아무리 사소하더라도 도움이 된다. 발은 페달
밟는 동작을 하는 동안 비교적 움직이지 않는 상태를 유지해야 한다.
전경골근처럼 하퇴부의 전방 근육도 이러한 안정성에 기여한다. 또한 이들
전방 근육은 페달 회전주기의 후반부에서 페달을 위로 몰아가도록 돕는다.
시티드 리버스 카프 프레스 운동은 이들 근육을 구분훈련시켜 특히 페달
회전주기에서 제 역할을 수행하도록 준비시키는 데 도움이 된다.

응용운동 스탠딩 리버스 카프 프레스
Standing Reverse Calf Press

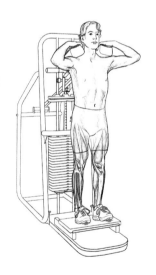

하퇴부의 전방 근육은 다양한 머신을 사용해 단련할 수 있다. 머신을 바꾸고
싶지 않다면 카프 레이즈에 사용한 머신에서 그대로 이들 근육을 단련해도
된다. 몸을 돌려 바깥쪽을 향하고 발뒤꿈치를 플랫폼에 올려놓는다.
발가락을 위쪽으로 들어 올리고 앞의 운동에서 설명한 것과 동일한 동작을
완료한다.

다리 파워 훈련

LEG COMPLETE POWER

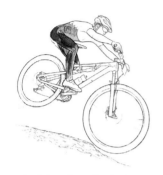

이제 완전한 사이클링 파워를 위해 훈련할 시점이다. 다리, 엉덩이와 둔부가 모든 사이클리스트에게 추진력이 된다는 사실은 의문의 여지가 없으며, 이들 신체 부위는 각자의 웨이트트레이닝 프로그램에서 초점이 되어야 한다. 이전 장들은 사이클리스트의 최대 운동 수행능력에 중요한 모든 개별 근육의 근력과 근지구력을 발달시키는 방향으로 훈련을 돕는 데 집중하였다. 이 번과 다음 장은 이러한 견고한 토대를 이용해서 완전한 하체를 위해 폭발적이고 집중 적인 사이클링 파워를 기르도록 도울 것이다.

피트니스 센터에 있든 또는 자전거를 타고 있든 사이클리스트는 운동의 효율성에 집 중해야 한다. 이상적으로는 기울이는 모든 노력이 속도를 증가시키고 운동 수행능력을 향상시키는 데 기여해야 한다.

이 장에 포함된 운동은 페달 회전주기의 모든 단계를 훈련시키도록 돕는다. 페달 밟는 동작 내내 파워를 고르게 전달하면 가장 효율적이고 일관된 노력을 기울이는 것이다.

페달을 밟는 동안 다리의 움직임을 상상해보라. 크랭크의 정확한 각도에 달려 있지만, 수많은 다리 근육이 조화롭게 활성화되어 최적의 파워를 전달한다(그림 9-1 참조). 이와

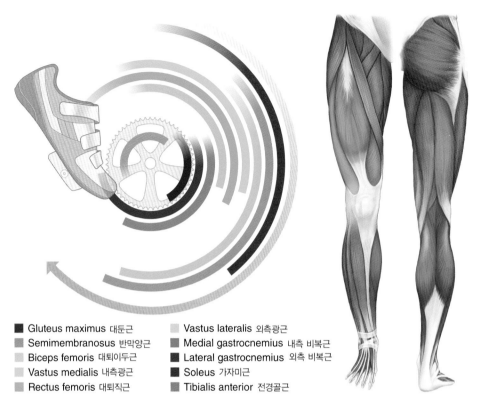

■ Gluteus maximus 대둔근
■ Semimembranosus 반막양근
■ Biceps femoris 대퇴이두근
■ Vastus medialis 내측광근
■ Rectus femoris 대퇴직근
■ Vastus lateralis 외측광근
■ Medial gastrocnemius 내측 비복근
■ Lateral gastrocnemius 외측 비복근
■ Soleus 가자미근
■ Tibialis anterior 전경골근

그림 9-1. 페달 회전주기에서 근육별 활성화 정도

같이 우아하고 효율적인 협력이 자전거를 아주 환상적인 교통수단으로 만드는 것이다.

이 장에서 소개하는 운동을 할 때에는 폭발적인 파워를 기르는 데 집중해야 한다. 각각의 운동을 완료하면 사이클링 포커스 섹션에 있는 설명을 통해 이미지 트레이닝을 한다. 많은 운동이 사이클리스트의 웨이트트레이닝 프로그램에서 근간이 될 것인데, 사이클링을 해보면 몸소 느끼는 개선에 감동을 받게 되기 때문이다. 나는 미국의 유명한 사이클 선수 그레그 르몬드(Greg LeMond)가 "상황이 결코 녹록해지지는 않지만 빨라지긴 해(It never gets easier, you just get faster)"라고 한 말을 인용하길 좋아한다.

워밍업과 스트레칭

당신은 여러 근육군을 사용할 것이기 때문에 이 장에서 소개하는 운동을 하면서 흔히 무거운 웨이트를 들어 올리게 된다. 무리하게 운동해 손상을 입지 않도록 조심한다. 운동 세션 사이에 휴식을 충분히 취하도록 하고 운동 중 관절, 등 또는 근육에 조금이라도 통증이나 불편이 있는지 항상 유의해야 한다. 이러한 다리 파워 운동에 앞서 워밍업을 충분히 하는 것이 무엇보다 중요하다. 10~15분 정도 가벼운 러닝, 고정 자전거 또는 로잉머신으로 워밍업을 한다. 나는 본 운동을 시작하기 전에 웨이트가 거의 없거나 아얘 없이 일부 운동 동작을 해보길 추천한다.

바벨 스쿼트
Barbell Squat

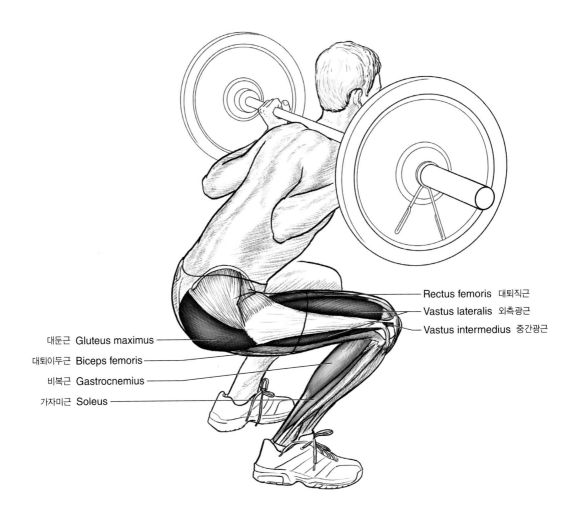

Rectus femoris 대퇴직근
Vastus lateralis 외측광근
Vastus intermedius 중간광근

대둔근 Gluteus maximus
대퇴이두근 Biceps femoris
비복근 Gastrocnemius
가자미근 Soleus

운동 방법

1. 양발을 페달 사이의 간격보다 약간 더 넓게 벌린 채 서서 바를 어깨에 올려놓는다.

2. 등을 곧게 유지하면서 무릎을 구부려 넓적다리가 바닥과 평행하도록 한다.

3. 천천히 무릎을 펴서 선 자세로 되돌아간다.

⚠ **안전수칙:** 다리와 둔근은 아주 강력하기 때문에 바벨 스쿼트에서는 무거운 웨이트를 들어 올리게 된다. 적절한 자세는 요추 손상의 방지에 도움이 된다. 운동 중 척추를 곧게 펴고 머리를 든 상태를 유지한다.

관련근육

주동근육: 대둔근, 대퇴사두근(대퇴직근, 외측/내측/중간광근)

이차근육: 척추기립근(극근, 최장근, 장늑근), 햄스트링(반건양근, 반막양근, 대퇴이두근), 비복근, 가자미근, 박근, 고관절 내전근(장/단/대내전근), 치골근

사이클링 포커스

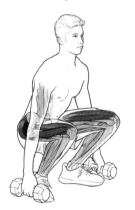

바벨 스쿼트는 기본적인 사이클링 운동이다. 이 운동은 페달을 추진시키는 데 필요한 파워와 근력을 길러준다. 언덕길을 오르든 또는 평지에서 힘차게 주행하든, 이 운동에서 이룩한 개선으로부터 효과를 보게 된다. 바벨 스쿼트 운동은 다리와 등의 모든 주요 근육군을 단련한다. 바벨을 들어 올리면서 자전거의 안장에서 일어서 언덕길을 오르는 자신의 모습을 상상해본다. 스쿼트 운동은 페달 밟는 동작의 하향 단계를 반영하며, 이는 파워의 가장 큰 부분을 생성하는 단계이다. 스쿼트 운동에서는 양발을 페달 밟는 자세와 비슷하게 둔 채 서야 한다. 스탠스는 자전거의 페달 간 간격(Q factor)보다 약간 더 넓어야 한다. 발뒤꿈치–발가락 라인도 자전거를 탈 때의 자연스런 자세를 반영해야 한다. 예를 들어 토클립에 발을 고정할 때 약간 안짱다리 모양이 되는 사람은 이 운동에서도 비슷하게 서야 한다.

응용운동 덤벨 스쿼트
Dumbbell Squat

이는 앞의 운동을 바벨 대신 덤벨을 사용해 수행하는 응용운동이다. 이 운동은 약간 다른 느낌을 줄 것이다. 또한 덤으로 악력을 훈련시키는 효과도 있다.

프런트 스쿼트
Front Squat

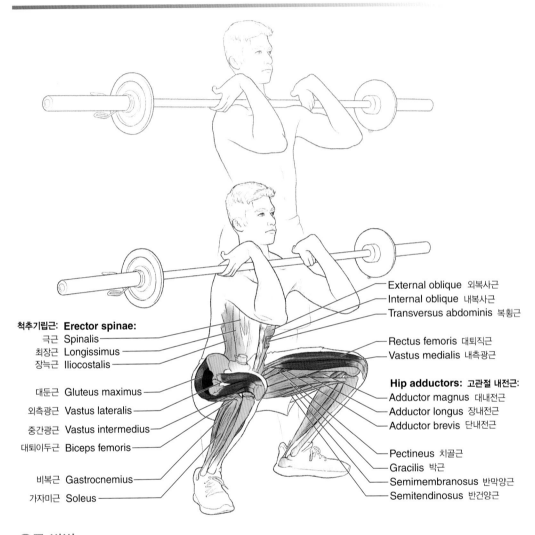

척추기립근: **Erector spinae:**
극근 Spinalis
최장근 Longissimus
장늑근 Iliocostalis

대둔근 Gluteus maximus
외측광근 Vastus lateralis
중간광근 Vastus intermedius
대퇴이두근 Biceps femoris

비복근 Gastrocnemius
가자미근 Soleus

External oblique 외복사근
Internal oblique 내복사근
Transversus abdominis 복횡근

Rectus femoris 대퇴직근
Vastus medialis 내측광근

Hip adductors: 고관절 내전근:
Adductor magnus 대내전근
Adductor longus 장내전근
Adductor brevis 단내전근

Pectineus 치골근
Gracilis 박근
Semimembranosus 반막양근
Semitendinosus 반건양근

운동 방법

1. 양발을 어깨너비로 벌린 채 선다. 바를 가슴 상부에 올려놓는다. 손바닥이 위로 향하게 한 채 바를 잡아야 한다. 팔꿈치가 몸 앞쪽으로 수직인 상태를 유지한다.

2. 무릎을 구부리면서 둔부를 내밀어 넓적다리가 바닥과 평행인 지점을 살짝 넘어가도록 한다. 무릎을 내미는 데 집중한다.

3. 선 자세로 되돌아간다.

⚠ **안전수칙:** 프런트 스쿼트는 표준 스쿼트보다 가벼운 웨이트로 수행한다.

관련근육

주동근육: 대둔근, 대퇴사두근(대퇴직근, 외측/내측/중간광근)

이차근육: 척추기립근(극근, 최장근, 장늑근), 햄스트링(반건양근, 반막양근, 대퇴이두근), 비복근, 가자미근, 박근, 고관절 내전근(장/단/대내전근), 치골근, 내/외복사근, 복횡근

사이클링 포커스

프런트 스쿼트 운동은 대퇴사두근에 더 큰 강조점을 두면서도 여전히 완전한 사이클링 파워를 길러준다. 이는 전력 질주를 하거나 가파른 언덕길을 오를 때 필요로 하는 폭발적인 근력의 발달을 돕는 데 꼭 알맞은 운동이다. 중심부를 견고하게 동원한 상태를 유지하는 데 집중한다. 바가 몸의 앞쪽에 있어도 몸통을 앞으로 구부려서는 안 된다. 가끔 프런트 스쿼트를 수행할 때 발뒤꿈치 아래에 작은 블록을 괴면 도움이 된다.

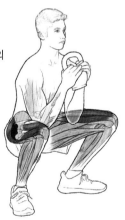

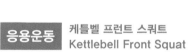 **케틀벨 프런트 스쿼트**
Kettlebell Front Squat

앞의 운동과 동일한 시작 자세로 시작하되 가슴의 앞쪽으로 케틀벨을 든다. 앞의 운동에서 설명한 대로 프런트 스쿼트 동작을 수행한다.

핵 스쿼트
Hack Squat

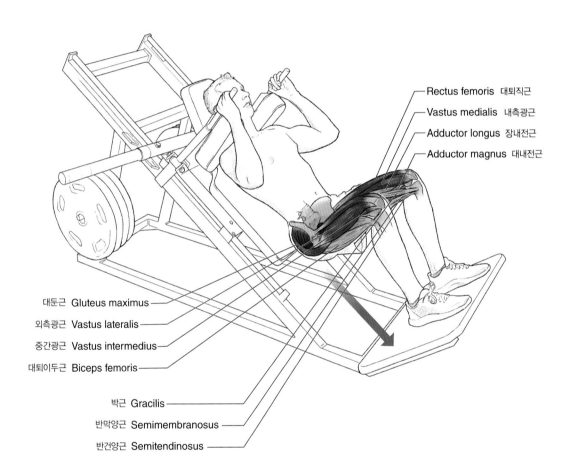

Rectus femoris 대퇴직근
Vastus medialis 내측광근
Adductor longus 장내전근
Adductor magnus 대내전근

대둔근 Gluteus maximus
외측광근 Vastus lateralis
중간광근 Vastus intermedius
대퇴이두근 Biceps femoris

박근 Gracilis
반막양근 Semimembranosus
반건양근 Semitendinosus

운동 방법

1. 등을 핵 머신의 등받이에 평평하게 대고 어깨를 패드 아래에 둔 채 자세를 잡는다.

2. 등을 평평하게 유지하면서 천천히 스쿼트 동작으로 웨이트를 내려 무릎이 90도 각도를 이루도록 한다.

3. 시작 자세로 되돌아간다.

관련근육

주동근육: 대퇴사두근(대퇴직근, 외측/내측/중간광근), 대둔근
이차근육: 햄스트링(반건양근, 반막양근, 대퇴이두근), 박근, 고관절 내전근(장/단/대내전근), 치골근

사이클링 포커스

이 운동은 페달을 추진하는 강한 피스톤을 발달시키도록 도울 뿐만 아니라 복근,
등의 근육과 하지 안정근에 강조점을 둔다. 사이클리스트는 지칠 때 자세가
흐트러지기 시작할 수 있고 효율성이 떨어질 것이다. 핵 스쿼트 운동은
무거운 웨이트를 들어 올리면서 적절한 자세를 유지하도록 돕는다.
또한 대부분의 핵 스쿼트 머신에는 하향 움직임을 제한하는 걸이
바(catch bar)가 있어 더욱 안전하다.

박스 스쿼트 (서지)
Box Squat (Surge)

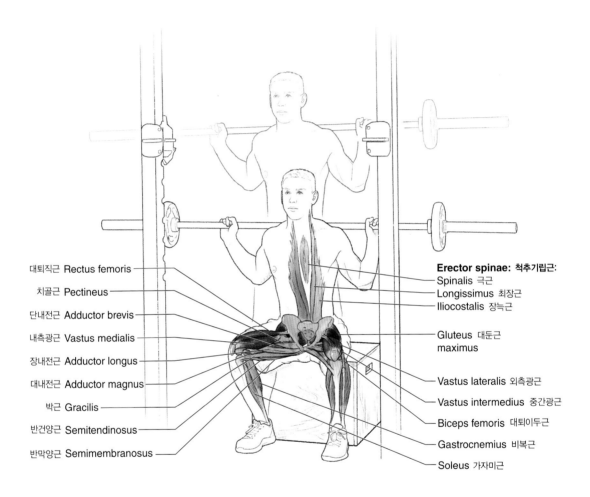

대퇴직근 Rectus femoris

치골근 Pectineus

단내전근 Adductor brevis

내측광근 Vastus medialis

장내전근 Adductor longus

대내전근 Adductor magnus

박근 Gracilis

반건양근 Semitendinosus

반막양근 Semimembranosus

Erector spinae: 척추기립근:
Spinalis 극근
Longissimus 최장근
Iliocostalis 장늑근

Gluteus 대둔근
maximus

Vastus lateralis 외측광근

Vastus intermedius 중간광근

Biceps femoris 대퇴이두근

Gastrocnemius 비복근

Soleus 가자미근

운동 방법

1. 양발을 페달 사이의 간격보다 약간 더 넓게 벌린 채 서서 바를 어깨에 올려놓는다. 박스 또는 벤치를 몸 뒤로 위치시켜야 한다.

2. 무릎을 구부려 박스에 앉는다. (박스에 앉았을 때 무릎은 90도로 또는 이를 살짝 넘게 구부러져야 한다.) 동원된 다리 근육을 이완시킨다.

3. '원점'에서 다리 근육을 동원해 천천히 무릎을 펴서 선 자세로 되돌아간다.

⚠️ **안전수칙:** 일단 박스에 앉았으면 부드럽게 움직여 서야 한다. 홱 일어서거나 갑자기 움직이면 등 또는 무릎에 손상을 입을 수도 있다.

관련근육

주동근육: 대둔근, 대퇴사두근(대퇴직근, 외측/내측/중간광근)

이차근육: 척추기립근(극근, 최장근, 장늑근), 햄스트링(반건양근, 반막양근, 대퇴이두근), 비복근, 가자미근, 박근, 고관절 내전근(장/단/대내전근), 치골근

사이클링 포커스

이 운동은 순수하고 폭발적인 파워를 기르도록 도와 페달을 아래로 밟기 시작할 때 강한 스냅을 걸어준다. 언덕길을 공략하거나 갑자기 치고나온 또 다른 선수를 따라잡는 데 적합한 파워 같은 것 말이다. 자전거 경주가 끝날 무렵 자신과 또 한 명의 선수만이 경합하고 있다고 상상해본다. 적절한 시점에 급피치를 올릴 수 있는 선수가 결승선에서 승리의 두 팔을 들 것이다. 이 운동에서는 박스에 앉아 있는 동안 동원된 근육을 풀게 된다. 둔부를 대고 완전히 앉고 다리 근육을 이완시켜야 한다. 완전한 안정 상태로부터 웨이트를 들어 올려야 한다. 이는 전통적인 스쿼트의 '탄력' 또는 '반동'이란 이점을 제거하므로 가장 약한(이완된) 시점에서 최대의 파워를 기를 수 있도록 한다.

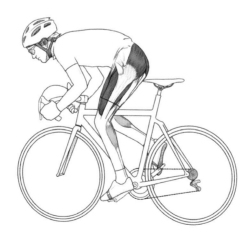

불가리아 스플릿-레그 스쿼트
Bulgarian Split-Leg Squat

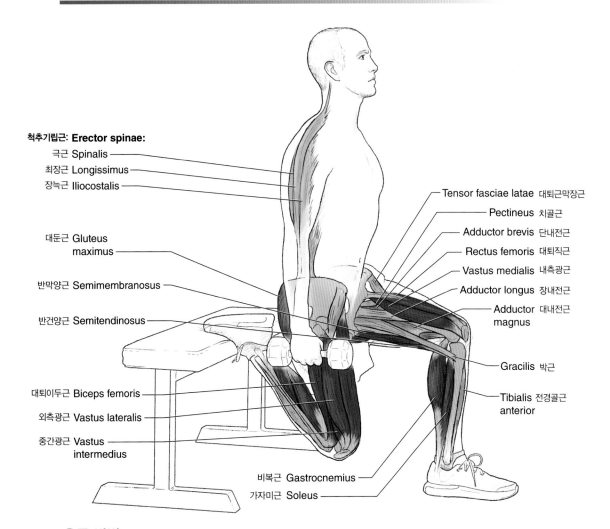

척추기립근: **Erector spinae:**
극근 Spinalis
최장근 Longissimus
장늑근 Iliocostalis

대둔근 Gluteus maximus

반막양근 Semimembranosus

반건양근 Semitendinosus

대퇴이두근 Biceps femoris

외측광근 Vastus lateralis

중간광근 Vastus intermedius

Tensor fasciae latae 대퇴근막장근
Pectineus 치골근
Adductor brevis 단내전근
Rectus femoris 대퇴직근
Vastus medialis 내측광근
Adductor longus 장내전근
Adductor 대내전근 magnus

Gracilis 박근

Tibialis 전경골근 anterior

비복근 Gastrocnemius
가자미근 Soleus

운동 방법

1. 서서 양손에 덤벨을 들고 한쪽 무릎을 구부려 발등을 벤치의 꼭대기에 올려놓는다. 양발은 어깨너비로 벌리고 앞쪽(지지하는 다리) 발이 전방을 향하게 한다.

2. 천천히 뒤쪽 무릎을 바닥 쪽으로 내리되 바닥에 닿아서는 안 된다. 가장 낮게 내려간 지점에서 지지하는 다리의 무릎은 90도 각도를 이루어야 한다.

3. 시작 자세로 되돌아간다. 세트를 완료한 다음 측면을 바꾼다.

관련근육

주동근육: 대둔근, 대퇴사두근(대퇴직근, 외측/내측/중간광근), 햄스트링(반건양근, 반막양근, 대퇴이두근), 비
복근, 가자미근

이차근육: 척추기립근(극근, 최장근, 장늑근), 전경골근, 대퇴근막장근, 박근, 고관절 내전근(장/단/대내전근),
치골근

사이클링 포커스

가파른 경사를 올라가고 또 다른 선수의 공세를 따돌리기 위해 가속해야
한다고 상상해본다. 이러한 경우에는 페달 밟는 동작 전체를 극대화
하여 도전에 맞서야 할 것이다. 불가리아 스플릿-레그 스쿼트 운동은
강력한 대퇴사두근의 발달을 도우며, 이는 페달 회전주기의 꼭대기
너머로 강한 킥을 할 수 있게 한다. 또한 이 운동은 각각의 다리를
개별적으로 훈련하게 해주기 때문에 사이클리스트에게 중요하다.
이러한 훈련을 하지 않는 사이클리스트는 흔히 한쪽 다리가 다른
쪽보다 균형이 어긋날 정도로 더 강하다. 이 문제는 사이클리스트가
양쪽 다리를 동시에 사용하는 운동을 하면 묻혀질 수 있다. 반면 스플릿-
레그 스쿼트 운동에서는 이러한 불균형이 있다면 인식할 수 있고 훈련을 통해
교정할 수 있다.

응용운동 짐볼 불가리아 스플릿-레그 스쿼트
Bulgarian Split-Leg Squat With Stability Ball

안정성을 줄이려면 벤치 대신 짐볼을 사용한다. 이렇게 하면
모든 이차근육 및 중심부 근육이 단련된다. 이 응용운동에서는
불안정성이 증가하므로 웨이트의 중량을 감소시킬 필요가 있다.

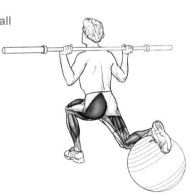

응용운동 바벨 불가리아 스플릿-레그 스쿼트
Bulgarian Split-Leg Squat With Barbell

덤벨을 바벨로 대체해도 된다. 또한 케틀벨도 대안이다.

레그 프레스
Leg Press

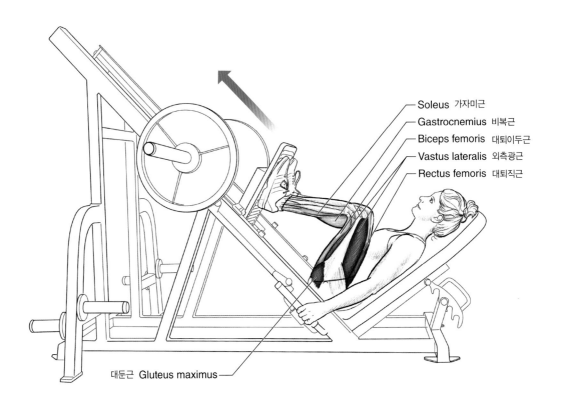

Soleus 가자미근
Gastrocnemius 비복근
Biceps femoris 대퇴이두근
Vastus lateralis 외측광근
Rectus femoris 대퇴직근

대둔근 Gluteus maximus

운동 방법

1. 양발을 어깨너비로 벌리고 등을 패드 자리에 평평하게 대며 다리를 편 채 슬레드에 앉는다.

2. 천천히 무릎을 구부리면서 웨이트를 내려 무릎이 90도 각도가 되도록 한다.

3. 다리를 펴서 웨이트를 원래 위치로 되돌린다. 무릎을 완전히 펴면 안 된다.

관련근육

주동근육: 대둔근, 대퇴사두근(대퇴직근, 외측/내측/중간광근)

이차근육: 척추기립근(극근, 최장근, 장늑근), 햄스트링(반건양근, 반막양근, 대퇴이두근), 비복근, 가자미근, 박근, 고관절 내전근(장/단/대내전근), 치골근

사이클링 포커스

이는 사이클리스트에게 가장 기본적인 다리 운동이다. 레그 프레스 운동은 위쪽으로 폭발적인 파워를 내도록 해준다. 이 운동은 폭발적인 사이클링 파워를 기르도록 도와준다. 머신이 등을 견고하게 지지하기 때문에 스쿼트 자세에서 가속할 때 손상을 입을 가능성은 적다. 발의 위치를 변화시키면 하지의 서로 다른 근육에 강조점을 둘 수 있다. 발을 발판에서 높은 곳에 두면 대둔근과 햄스트링의 훈련에 초점을 두게 된다. 반면 발을 낮은 곳에 두면 대퇴사두근에 강조점을 두게 된다. 스탠스 너비도 조정하여 다양한 근육의 훈련에 초점을 맞출 수 있다. 넓은 스탠스는 특히 내측광근(내측 대퇴사두근), 봉공근과 고관절 내전근을 단련한다. 좁은 스탠스는 외측광근(외측 대퇴사두근)과 고관절 외전근에 초점을 둔다.

스텝-업
Step-Up

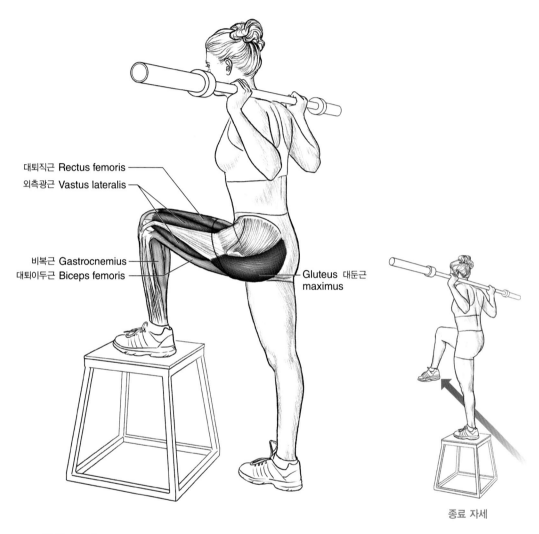

대퇴직근 Rectus femoris
외측광근 Vastus lateralis

비복근 Gastrocnemius
대퇴이두근 Biceps femoris

Gluteus 대둔근
maximus

종료 자세

운동 방법

1. 높이가 41~46cm 정도인 박스 앞에서 바벨을 어깨에 올려놓은 채 선다.

2. 왼쪽 다리를 박스에 올려놓는다. 뒤이어 오른쪽 다리를 올리면서 왼쪽 다리가 펴지고 오른쪽 넓적다리가 지면과 평행하도록 한다. (오른쪽 다리는 절대 박스에 닿지 않아야 한다.)

3. 먼저 오른쪽 발을 뒤로 내린 다음 왼쪽 발을 내린다. 한 세트를 완료한 후 반대 측에서 반복한다.

관련근육

주동근육: 대둔근, 대퇴사두근(대퇴직근, 외측/내측/중간광근)

이차근육: 척추기립근(극근, 최장근, 장늑근), 햄스트링(반건양근, 반막양근, 대퇴이두근), 비복근, 가자미근, 박근, 고관절 내전근(장/단/대내전근), 치골근

사이클링 포커스

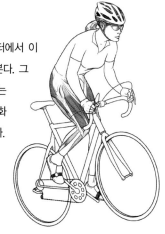

언덕길을 오르는 능력은 모든 사이클리스트에게 중요하다. 피트니스 센터에서 이 운동을 할 때 긴 언덕길에서 선수들의 주요 그룹을 공략한다고 상상해본다. 그러면 운동 중 역동적으로 박스에 오를 때마다 강력하게 페달을 내리밟는 동작을 반영하게 된다. 박스에 오르면서 몸을 제어하면 주동근육의 강화에 도움이 되고 아울러 등의 근육, 복근과 다리의 이차근육을 단련한다. 언덕길을 오르면서 자전거의 안장에 앉든 또는 일어서든 대둔근과 대퇴사두근에 의한 신전은 자전거에 대한 파워 전달에 중요한 역할을 한다. 스텝-업 운동을 하면 언덕길을 오르는 기량 면에서 큰 보답을 받을 것이다.

응용운동	사이드 스텝-업 Side Step-Up

앞의 운동은 옆으로 수행해도 된다. (이러한 응용운동을 하기 위해서는 약간 더 낮은 박스가 필요할 수도 있다.) 오른쪽에 박스를 둔 채 서서 등을 곧게 유지하면서 오른쪽 다리를 박스에 올려놓는다. 뒤이어 왼쪽 다리를 올리면서 왼쪽 넓적다리가 바닥과 평행하도록 한다. 왼쪽 발을 바닥으로 되돌린다.

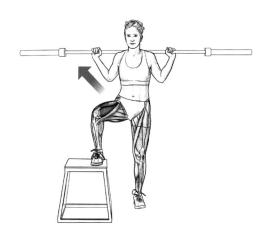

런지
Lunge

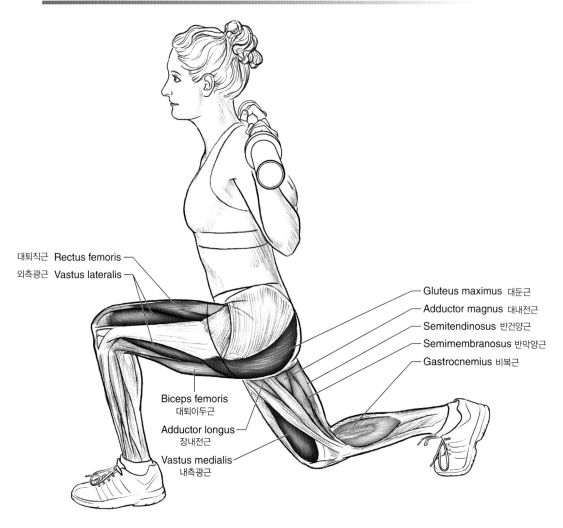

대퇴직근 Rectus femoris
외측광근 Vastus lateralis

Gluteus maximus 대둔근
Adductor magnus 대내전근
Semitendinosus 반건양근
Semimembranosus 반막양근
Gastrocnemius 비복근

Biceps femoris
대퇴이두근
Adductor longus
장내전근
Vastus medialis
내측광근

운동 방법

1. 양발을 어깨너비로 벌리고 바벨을 어깨에 올려놓은 채 선다.

2. 등을 곧게 펴고 머리를 든 상태를 유지하면서, 발을 앞으로 내디며 앞쪽 무릎이 90도 각도를 이루고 앞쪽 넓적다리가 바닥과 평행하도록 한다. 뒤쪽 무릎은 지면에서 약간 위에 있게 된다. 손상을 방지하기 위해서는 앞쪽 무릎이 발가락 너머로 나가지 않도록 해야 한다.

3. 앞쪽 발을 뒤로 물려 시작 자세로 되돌아간다. 반대쪽 다리로 운동을 반복한다.

⚠ **안전수칙:** 머리를 든 상태를 유지하도록 한다. 이는 척추를 곧게 유지하도록 돕고 등을 보호한다.

관련근육

주동근육: 대둔근, 대퇴사두근(대퇴직근, 외측/내측/중간광근)

이차근육: 척추기립근(극근, 최장근, 장늑근), 햄스트링(반건양근, 반막양근, 대퇴이두근), 비복근, 가자미근, 박근, 고관절 내전근(장/단/대내전근), 치골근

사이클링 포커스

프로 사이클리스트가 타임 트라이얼 경주에서 몸을 낮춰 공기역학적인 자세로 휙 지나가는 모습을 보면 그가 율동적으로 페달을 돌리면서 다리에서 내는 순수한 파워를 알 수 있다. 런지 운동은 이와 동일한 파워를 길러준다. 이 운동은 페달 회전주기의 하향 단계뿐만 아니라 상향 단계를 위한 파워를 길러줘 페달 밟는 동작을 일관되게 해준다. 대부분의 프로 선수들은 이 운동의 중요성을 인식하고 자신의 훈련 프로그램에 포함시킨다. 이 운동의 효과는 다음날 바로 느낄 수 있으므로 피트니스 센터에서 무리하게 운동해서는 안 된다. 피로해지면서 몸을 앞으로 기울이는 경향이 있을 수도 있다. 따라서 운동 내내 등을 곧게 유지하는 데 집중한다.

응용운동 사이드 런지
Side Lunge

사이드 런지는 다리의 전 운동범위에 걸쳐 근력을 길러준다. 이러한 측면 움직임을 훈련하면 슬관절을 안정화하고 부상을 방지할 수 있다.

> **NOTE**
> 앞의 운동과 이 응용운동에서 모두 덤벨을 사용해도 된다.

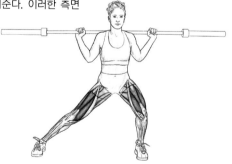

플랫폼 점프
Platform Jump

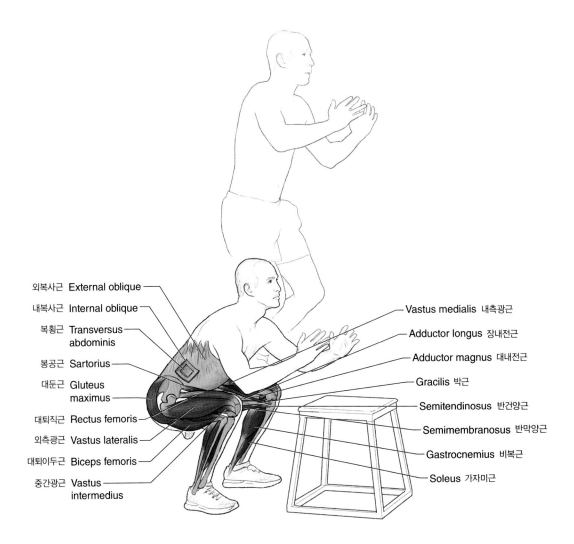

외복사근 External oblique
내복사근 Internal oblique
복횡근 Transversus abdominis
봉공근 Sartorius
대둔근 Gluteus maximus
대퇴직근 Rectus femoris
외측광근 Vastus lateralis
대퇴이두근 Biceps femoris
중간광근 Vastus intermedius

Vastus medialis 내측광근
Adductor longus 장내전근
Adductor magnus 대내전근
Gracilis 박근
Semitendinosus 반건양근
Semimembranosus 반막양근
Gastrocnemius 비복근
Soleus 가자미근

운동 방법

1. 플랫폼을 들어 몸의 앞쪽에 둔다. 나는 무릎 높이의 플랫폼으로 시작하도록 추천한다. 폭발적인 근력이 향상되면서 서서히 높이를 올린다.

2. 양발을 어깨너비보다 약간 더 넓게 벌린 채 깊은 스쿼트 자세를 취한다.

3. 플랫폼으로 강력하게 점프하면서 양팔을 앞쪽과 위쪽으로 움직여 점프에 힘을 싣는다.

4. 플랫폼 위에 똑바로 서서 움직임을 완료한다.

5. 플랫폼에서 뒤쪽으로 점프하여 시작 자세로 되돌아간다. 반복한다.

관련근육

주동근육: 대둔근, 대퇴사두근(대퇴직근, 외측/내측/중간광근), 햄스트링(반건양근, 반막양근, 대퇴이두근), 봉공근, 장요근, 비복근, 가자미근

이차근육: 내/외복사근, 복횡근, 박근, 고관절 내전근(장/단/대내전근), 치골근

사이클링 포커스

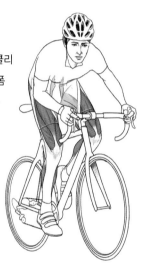

이 운동은 폭발적인 사이클링 파워를 기르는 것이 관건이다. 많은 프로 사이클리스트가 이 단순한 운동을 이용하여 폭발적인 고성능 파워를 기른다. 플랫폼 점프 운동은 결승선을 향해 전력 질주하거나 언덕길에서 치고나가는 근력을 발달시키도록 도와준다. 자신을 용수철이라 생각하고 폭발적인 힘을 내어 운동을 시작한다. 근육이 차가울 때에는 이 운동을 하지 않도록 한다(이는 근육 결림을 초래할 수 있다). 공격적으로 위쪽으로 점프한 후에는 가능한 한 부드럽게 착지하도록 해야 한다. 이렇게 하려면 모든 근육을 다시 한번 활성화해야 한다. 그러면 훈련으로부터 최대의 효과를 보게 된다.

응용운동 싱글-레그 플랫폼 점프
Single-Leg Platform Jump

앞의 더블-레그 운동과 동일한 방식으로 점프하되, 운동 내내 한쪽 발을 바닥에서 뗀다. 이 응용운동에서는 보다 낮은 플랫폼을 사용해야 할 것이다. 이러한 점프는 어렵지만 폭발적인 파워를 더욱 길러줄 것이다.

런지 점프
Lunge Jump

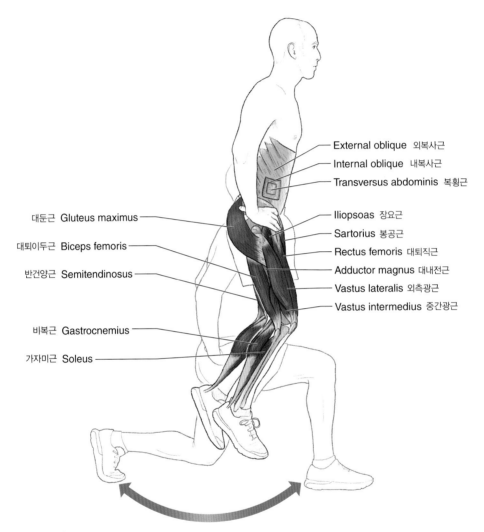

External oblique 외복사근
Internal oblique 내복사근
Transversus abdominis 복횡근

Iliopsoas 장요근
Sartorius 봉공근
Rectus femoris 대퇴직근
Adductor magnus 대내전근
Vastus lateralis 외측광근
Vastus intermedius 중간광근

대둔근 Gluteus maximus
대퇴이두근 Biceps femoris
반건양근 Semitendinosus

비복근 Gastrocnemius
가자미근 Soleus

운동 방법

1. 런지 자세로 시작하며, 한쪽 다리를 앞으로 내밀고 앞쪽 넓적다리를 바닥과 평행하게 하며 손을 엉덩이에 얹고 발가락을 전방으로 향하게 한다.
2. 공중으로 강력하게 점프하고 앞쪽 발을 바꾼다. 스탠스를 바꾸면서 다리를 펴도록 한다.
3. 반대쪽 발을 앞쪽으로 내민 채 런지 자세로 착지한다. 반복하고 스탠스를 다시 바꾼다.

관련근육

주동근육: 대둔근, 대퇴사두근(대퇴직근, 외측/내측/중간광근), 햄스트링(반건양근, 반막양근, 대퇴이두근), 봉
공근, 장요근, 비복근, 가자미근

이차근육: 내/외복사근, 복횡근, 박근, 고관절 내전근(장/단/대내전근), 치골근

사이클링 포커스

플랫폼 점프처럼 이 운동은 폭발적인 파워를 기르도록 고안
되었다. 피트니스 센터에서 이 운동을 꾸준히 하면 자전거
를 타면서 변화를 알게 된다. 나는 이 운동이 사이클링을
할 때 폭발적인 파워를 내는 데 보다 나은 운동의 하나라
고 생각한다. 이러한 종류의 훈련을 하면 다음에 언덕길을
오를 기회가 있을 때 당신의 친구나 경쟁자들이 당신과 격
차를 벌리려는 시도를 재고할 것이다. 당신은 그들을 무난히
따돌릴 수 있을 것이다. 또 다른 이점은 어디서나 장비 없이
이 운동을 할 수 있다는 점이다. 여행할 때가 바로 그렇다.

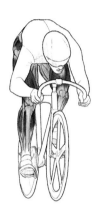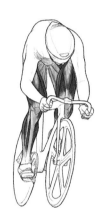

응용운동 웨이트 런지 점프
Weighted Lunge Jump

앞의 운동과 동일하게 운동하되, 이번에는 양손에 덤벨을 든다. 이 응용운동은 폭발적인 파워를 생성시키고 심
장을 강화시키는 환상적인 운동이다. 당신은 한계로 내몰릴 수 있다!

피스톨 스쿼트
Pistol Squat

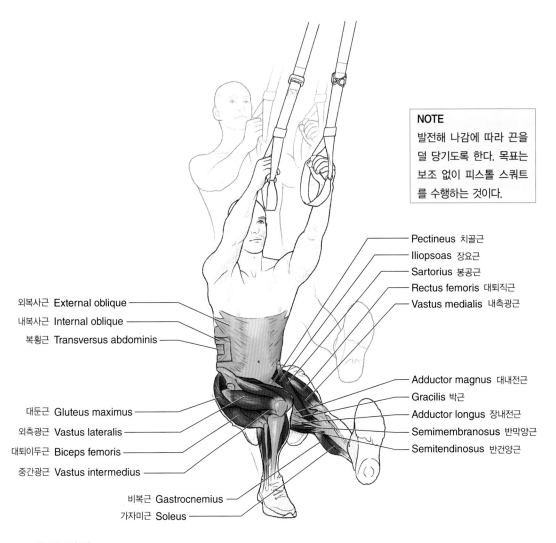

NOTE
발전해 나감에 따라 끈을
덜 당기도록 한다. 목표는
보조 없이 피스톨 스쿼트
를 수행하는 것이다.

외복사근 External oblique
내복사근 Internal oblique
복횡근 Transversus abdominis

대둔근 Gluteus maximus
외측광근 Vastus lateralis
대퇴이두근 Biceps femoris
중간광근 Vastus intermedius

비복근 Gastrocnemius
가자미근 Soleus

Pectineus 치골근
Iliopsoas 장요근
Sartorius 봉공근
Rectus femoris 대퇴직근
Vastus medialis 내측광근

Adductor magnus 대내전근
Gracilis 박근
Adductor longus 장내전근
Semimembranosus 반막양근
Semitendinosus 반건양근

운동 방법

1. 각각의 손으로 서스펜션 끈을 가슴 높이로 잡는다.
2. 펴진 한쪽 다리로 서고 다른 쪽 다리는 몸 앞쪽으로 곧장 내민다.
3. 몸을 내려 낮은 스쿼트 자세를 취한다.
4. 천천히 다시 일어선다. 세트를 완료한 다음 측면을 바꾼다.

관련근육

주동근육: 대둔근, 대퇴사두근(대퇴직근, 외측/내측/중간광근), 햄스트링(반건양근, 반막양근, 대퇴이두근), 봉공근, 장요근, 비복근, 가자미근

이차근육: 내/외복사근, 복횡근, 박근, 고관절 내전근(장/단/대내전근), 치골근

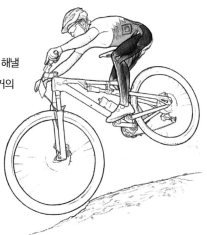

사이클링 포커스

당신이 시합 전에 보조 없이(끈을 사용하지 않고) 피스톨 스쿼트를 해낼 수 있다면 주위 사람들이 주목할 것이다. 이 운동은 다리에 있는 거의 모든 근육을 단련한다. 더욱이 이 운동은 아무 특수 장비 없이 수행할 수 있다는 이점이 있다. (필요하다면 의자, 문틀 또는 기타 견고한 구조물을 보조도구로 사용할 수 있다.) 스쿼트를 수행하면서 근육에서 느껴지는 감각에 주의를 기울인다. 다시 자전거를 탈 때 동일한 근육이 활성화되는 것을 느낄 수 있는지 알아본다.

응용운동 웨이트 피스톨 스쿼트
Weighted Pistol Squat

이는 앞의 운동을 완전히 새로운 수준으로 끌어 올린다. 이 응용운동을 하려면 점차로 진행해야 한다. 먼저 서스펜션 끈 또는 기타 지지물을 사용해 몸을 강화한다. 일단 손을 놓는 피스톨 스쿼트에 숙달하였으면, 케틀벨과 같은 웨이트를 추가하기 시작해도 된다.

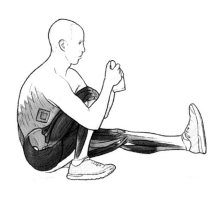

싱글-레그 스태빌리티 아크
Single-Leg Stability Arc

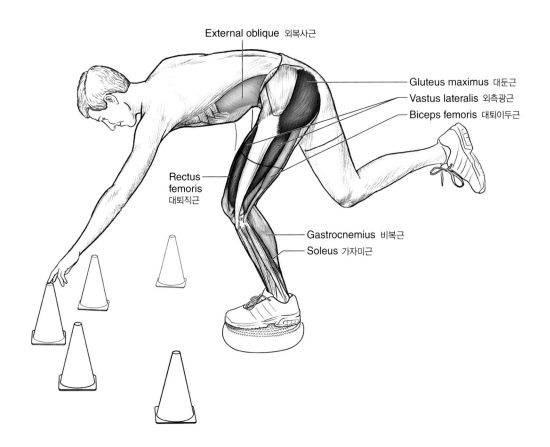

External oblique 외복사근

Gluteus maximus 대둔근

Vastus lateralis 외측광근

Biceps femoris 대퇴이두근

Rectus femoris 대퇴직근

Gastrocnemius 비복근

Soleus 가자미근

운동 방법

1. 몸의 앞쪽에 5개의 원뿔체를 호(arc) 형태로 놓고 안정원반 위에 한쪽 발을 올려놓은 채 선다.

2. 안정원반 위에 있는 다리를 구부리고 몸을 앞으로 기울여 같은 쪽 손으로 원뿔체 중 하나를 터치한다.

3. 시작 자세로 되돌아가 각각의 원뿔체에 대해 동작을 반복한다.

관련근육

주동근육: 대둔근, 대퇴사두근(대퇴직근, 외측/내측/중간광근)

이차근육: 척추기립근(극근, 최장근, 장늑근), 햄스트링(반건양근, 반막양근, 대퇴이두근), 비복근, 가자미근, 복직근, 내/외복사근, 복횡근

사이클링 포커스

싱글-레그 스태빌리티 아크 운동은 사이클링에서 사용되는 모든 주동근육과 이차근육에 상당한 긴장을 가한다. 이 운동은 언뜻 보기에 단순해 보일지도 모르나, 제대로 하면 아주 힘들다. 많은 프로 사이클 리스트가 시즌 초기에 이 운동을 하여 향후 경주에 대비한다. 나는 시즌 중반과 후반에 부상을 일으키는 선수를 자주 보아왔는데, 이는 그들의 토대가 시즌의 부하를 감당할 수 없었기 때문이다. 이 운동은 기반을 확고히 한다. 이 운동은 이처럼 중요한 움직임이고 안정근 전체에 아주 심하게 의존하기 때문에, 근육뿐만 아니라 관절, 건과 인대도 단련한다. 힘든 사이클 링을 하면서 피로가 최고조에 이르면 페달 밟는 자세가 흐트러 지기 시작할 수 있다. 이 운동은 주동근육(대퇴사두근, 햄스트링과 둔근)이 거의 소진되었을 때 적절한 동작을 유지하도록 훈련시켜 준다.

응용운동 덤벨 스태빌리티 아크
Dumbbell Stability Arc

앞의 운동을 하면서 덤벨을 들면 난이도가 증가하고 이차근육에 한층 더 큰 긴장이 가해질 것이다.

응용운동 플로어 스태빌리티 아크
Floor Stability Arc

안정원반 위에서 균형을 유지하는 데 곤란을 겪는 사람은 맨바닥에 발을 놓은 채 시작해 점차로 진행해서 안 정원반을 사용해도 된다.

10 사이클링을 위한 전신 훈련

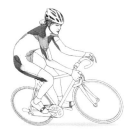 이 책의 어느 장보다도 이번 장에서 소개하는 운동이 가장 흥미를 끈다. 이 장은 전신 체력, 유연성 및 근력에 초점을 둔다. 이전 장들은 모두 팔, 등, 다리 등 신체의 각 부위에 초점을 두었다. 비록 제9장은 많은 다리 근육을 함께 훈련시키는 운동을 제시하였지만 초점은 항상 하지에 있었다. 이 장에서는 상체와 하체 운동을 통합해 많은 근육군을 동시에 훈련시키는 운동을 소개한다. 따라서 이러한 운동을 하면 근력이 생기고 파워가 증가할 뿐만 아니라 수많은 다양한 근육을 동시에 사용하기 때문에 심폐 지구력이 탁월해질 것이다.

제2장에서 언급하였듯이 내가 지키는 훈련의 기본 원칙 중 하나는 훈련을 효율적 및 효과적으로 해야 한다는 것이다. 훈련 시에는 RACE(휴식, 책임성, 일관성과 효율성)를 상기하라. 이 장에서 소개하는 운동을 하면 피트니스 센터에서 보내는 시간을 잘 활용하게 된다. 다양한 동작이 하나의 운동으로 통합되어 있어 사이클링에 중요한 많은 근육을 동시에 훈련시킬 수 있기 때문이다. 산소와 혈액순환이 많이 요구될 경우에 신체는 부족한 자원을 이용하는 데 더 능숙해져야 한다. 이러한 연료를 공급하고 근육 부산물을 제거하려면 전신이 보다 효율적으로 작용해야 한다.

이와 같은 통합운동은 다차원적일 뿐만 아니라 운동하는 것이 흥미롭고 즐겁다. 확실히 이 장은 내가 이 책에서 가장 좋아하는 장이며, 나는 운동할 때 항상 이러한 운동의 일부를 포함시키려 한다. 시즌이 진행되면서 마음을 새롭게 하고 동기를 유지하는 것이 어려울 수 있다. 피트니스 센터 운동이 지루한 일처럼 느껴지게 해서는 안 된다. 이 장에서 소개하는 운동이 계속 훈련에 흥미가 생기도록 돕기를 희망해본다. 운동 루틴이 지루해지기 시작하면 상황을 변화시켜야 한다는 점을 기억한다. 무턱대고 운동을 하면 그 효과가 제한적일 수밖에 없다.

통합훈련: 근육은 함께 작용한다

각각의 근육을 구분해 훈련시키는 것도 중요하지만 여러 근육군을 조화롭게 훈련시키는 것도 중요하다. 자전거를 탈 때 신체는 역동적인 상태가 된다. 사이클리스트는 결코 하나의 근육 또는 근육군에 의존하지 않는다. 신체는 전신이 조화를 이루는 시스템으로 작용한다. 전신 운동은 이러한 조화로운 작용이 일어나도록 훈련시켜 주고 사이클링에서 스트레스 요인에 대비하게 해준다. 이와 같은 운동에 초점을 두어 훈련한 후 사이클링을 해보면 운동 수행능력의 향상을 확실히 알게 된다.

이러한 운동을 유연하게 하기 위해서는 견고한 기반과 중심부에 의지해 팔과 다리의 가동성을 충분히 활용해야 한다. 신전시키고 비틀며 굴곡시킬 때마다 저항에 대항해 작용하는 근육뿐만 아니라 동적 안정근과 동작 길항근도 훈련시키게 된다. 이들은 사이클리스트가 자전거를 타면서 피로해지거나 최대의 노력을 기울일 때 매우 중요한 근육이다. 피트니스 센터를 나설 때 목표는 마치 자신이 계속 거칠게 대우받은 것처럼 느끼는 것이다.

사이클링에서 효율성은 핵심이다. 불필요한 동작은 무엇이든 운동 수행능력을 저하시킨다. 최고의 사이클리스트들조차도 단지 25%의 효율을 내는 데 불과하므로, 움직임이 조금이라도 개선되면 자전거에 대한 파워의 전달이 증가한다. 페달을 밟을 때 최대의 효과를 보고자 한다면 크랭크가 회전하는 동안 내내 고르게 페달에 힘을 가해야한다. 피트니스 센터에서 이 장의 운동을 할 때에는 부드럽고 일정하게 힘을 주는 동작에 집중한다. 반동을 주거나 더 강한 근육군을 과다 사용함으로써 홱홱 움직이거나 속여서는 안 된다. 움직임을 일정하고 일관되게 유지한다.

몸은 양측이 협력하여 자전거를 전진시킨다. 한쪽은 페달을 당기고 다른 쪽은 민다. 이러한 노력이 합쳐져 체인과 뒷바퀴에 강한 장력을 유지한다. 페달에 전달되는 파워는 크랭크가 회전하는 주기마다 변하겠지만, 이러한 변동을 줄이는 것이 사이클리스

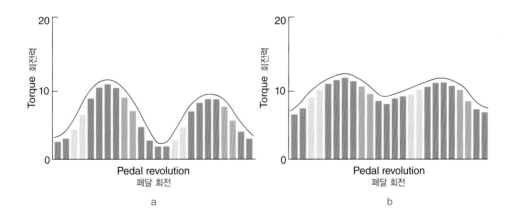

그림 10-1. 다리의 불균등한 파워 전달로 인한 파동 치는 페달 밟기(a)와 균등한 파워 전달에 따른 매끄러운 페달 밟기(b)를 비교하는 사인 곡선

Adapted by permission from bar graphs generated by the CompuTrainer SpinScan(TM) Pedal Stroke Analyzer. SpinScan(TM) is a registered trademark of RacerMate, Inc.

트의 초점과 목표가 되어야 한다. 그림 10-1은 파동 치는 페달 밟기와 매끄러운 페달 밟기의 파워 전달을 비교하고 있다. 왼쪽(a) 그래프는 정상 사이에 깊은 계곡을 보여주며, 파워의 최대와 최소 투입 간에 변동이 크다는 점에 주목한다. 반면 오른쪽(b) 그래프는 이상적인 상황을 나타낸다. 각각의 다리가 제공하는 파워의 최대와 최소 투입 간에 변동이 작다. 이 책에서 소개하는 모든 운동을 할 때에는 움직임을 부드럽고 조화롭게 수행하는 데 초점을 두어야 한다. 갑작스런 움직임과 휙휙 움직이는 동작은 최소화한다. 운동범위 내내 일정하게 파워를 투입하는 것을 생각한다.

모든 운동에서 그러하듯이 운동을 위해 영양분 등 연료를 적절하게 공급받도록 한다. 운동 전에 식사를 거르지 말고 수분을 많이 섭취하도록 한다. 훈련을 마쳤으면 30분 이내에 식사를 하도록 해야 한다. 시기가 중요한 이유는 대사가 활성화되고 칼로리가 보다 효율적으로 사용되기 때문이다. 몸은 섭취한 단백질을 사용하여 웨이트리프팅으로 손상된 근육을 재건하며, 섭취한 탄수화물은 줄어든 에너지 공급물량을 보충하게 된다.

워밍업과 스트레칭

본 운동에 들어가기 전에 워밍업을 적절히 해야 한다. 이 장의 운동에서는 전신을 사용하게 되므로 로잉 또는 줄넘기처럼 일부 전신 운동을 해야 한다. 심장 워밍업과 일부 스트레칭을 한 후 본 운동의 동작을 웨이트 없이 천천히 수행한다. 워밍업 중에는 적절한 자세를 목표로 한다. 여러 세트의 워밍업을 한다면 가벼운 웨이트로 시작한 다음 후속 세트에서 웨이트의 중량을 증가시킨다. 이렇게 해야 근육이 운동부하에 대비해 워밍업을 가지는 시간이 더 많이 생긴다. 이 장의 운동은 매우 힘들므로 워밍업의 절차를 무시하면 부상을 초래할 수 있다. 웨이트트레이닝은 순전히 이전에 이룬 개선을 바탕으로 쌓아가는 것이란 점을 기억한다. 서두르면 일을 그르친다. 특히 적절한 워밍업과 단계적인 노력을 거치면 부상을 당할 가능성을 상당히 줄일 수 있다. 그럼에도 이를 무시해 피트니스 센터에서 부상을 입으면 완전히 사기가 저하된다.

덤벨 파워 스내치
Dumbbell Power Snatch

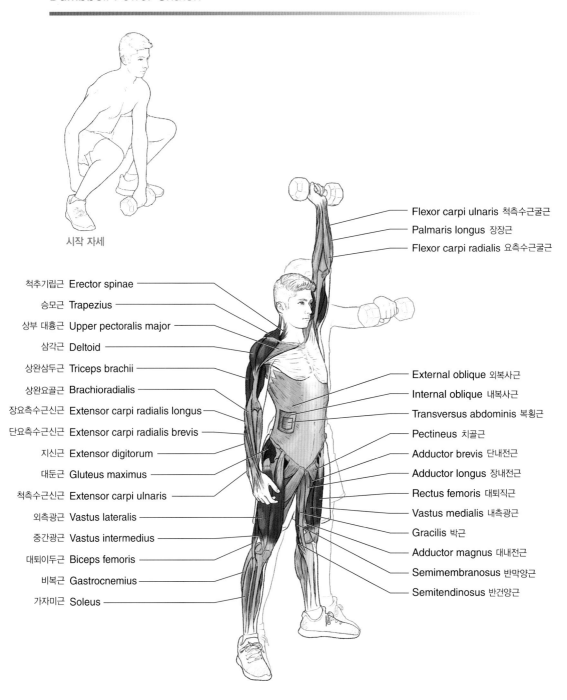

시작 자세

Flexor carpi ulnaris 척측수근굴근
Palmaris longus 장장근
Flexor carpi radialis 요측수근굴근

척추기립근 Erector spinae
승모근 Trapezius
상부 대흉근 Upper pectoralis major
삼각근 Deltoid
상완삼두근 Triceps brachii
상완요골근 Brachioradialis
장요측수근신근 Extensor carpi radialis longus
단요측수근신근 Extensor carpi radialis brevis
지신근 Extensor digitorum
대둔근 Gluteus maximus
척측수근신근 Extensor carpi ulnaris
외측광근 Vastus lateralis
중간광근 Vastus intermedius
대퇴이두근 Biceps femoris
비복근 Gastrocnemius
가자미근 Soleus

External oblique 외복사근
Internal oblique 내복사근
Transversus abdominis 복횡근
Pectineus 치골근
Adductor brevis 단내전근
Adductor longus 장내전근
Rectus femoris 대퇴직근
Vastus medialis 내측광근
Gracilis 박근
Adductor magnus 대내전근
Semimembranosus 반막양근
Semitendinosus 반건양근

운동 방법

1. 양발을 어깨너비보다 살짝 더 넓게 벌린 채 덤벨을 다리 사이에 놓는다.
2. 등을 곧게 유지하면서 몸을 구부려 오버핸드 그립으로 덤벨을 잡는다.
3. 폭발적인 동작으로 다리와 엉덩이로부터 파워를 생성하면서 보디 라인을 따라 천장 쪽으로 덤벨을 들어 올린다.
4. 다리와 발가락을 펴고 웨이트가 가슴 상부를 지나가면서 팔꿈치를 높이 유지한다.
5. 팔을 완전히 펴면서 웨이트 아래의 팔꿈치를 신속히 회전시킨다. 정점의 높이에 있는 웨이트를 받치기 위해 무릎을 약간 구부려야 할 것이다.
6. 웨이트를 시작 자세로 내리고 반복한다. 세트를 완료한 다음 측면을 바꾼다.

관련근육

주동근육: 대둔근, 햄스트링(반건양근, 반막양근, 대퇴이두근), 대퇴사두근(대퇴직근, 외측/내측/중간광근), 척추기립근(극근, 최장근, 장늑근), 승모근, 삼각근, 상완삼두근

이차근육: 상부 대흉근, 회전근개(극하근, 극상근, 견갑하근, 소원근), 장장근, 요측수근굴근, 척측수근굴근, 척측수근신근, 지신근, 단요측수근신근, 장요측수근신근, 상완요골근, 박근, 고관절 내전근(장/단/대내전근), 치골근, 비복근, 가자미근, 내/외복사근, 복횡근

사이클링 포커스

사이클링은 폭발적인 파워를 내는 것이 관건이다. 적기에 내는 폭발적인 파워는 간격을 만들어 경주에서 승리할 기회를 제공할 수 있다. 자신이 자전거를 타고 경쟁자들과 함께 언덕길을 오른다고 상상해본다. 때는 지금이라 결심하고 폭발적인 가속을 한다. 가속 후 2분 동안 그 속도를 유지할 수 있다. 천천히 속도를 줄여 이전 속도로 되돌아간다. 비록 경쟁자들과 같은 속도로 언덕길을 오르고 있을지 모르지만 격차는 현저하다. 이제 승리를 위해 결승선까지 그 속도를 유지한다. 덤벨 파워 스내치 운동은 이 같은 성공적인 경주에 필요한 폭발적인 파워를 기르도록 돕는다. 움직임의 폭발적인 특성에 집중한다.

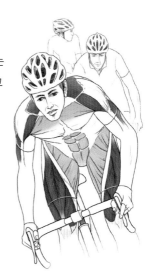

응용운동 케틀벨 파워 스내치
Kettlebell Power Snatch

덤벨을 케틀벨로 대체해 앞의 운동을 해도 된다. 이 운동의 핵심은 웨이트의 비대칭이다. 한쪽 팔로만 웨이트를 들어 올리기 때문에 모든 중심부 근육이 활성화되어 움직임을 안정화한다.

데드리프트, 스프롤과 푸시업
Deadlift, Sprawl, and Push-Up

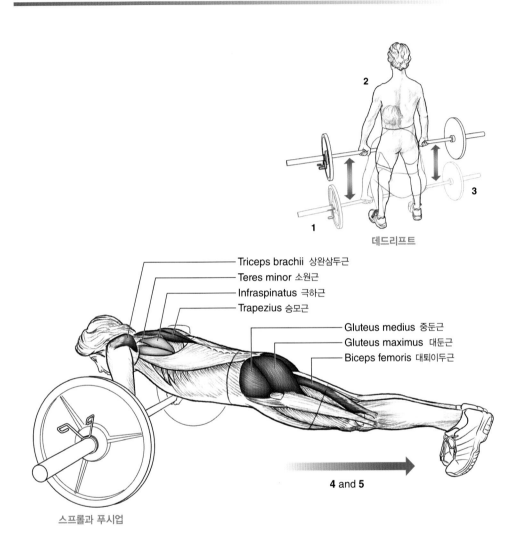

데드리프트

Triceps brachii 상완삼두근
Teres minor 소원근
Infraspinatus 극하근
Trapezius 승모근

Gluteus medius 중둔근
Gluteus maximus 대둔근
Biceps femoris 대퇴이두근

4 and 5

스프롤과 푸시업

운동 방법

1. 바벨을 바닥에 둔 채 스쿼트 자세로 몸을 내려 팜다운 그립으로 바를 붙잡는다. 정강이가 바에 닿아야 한다.

2. 다리를 펴서 똑바로 선 자세를 취한다. 바벨은 정강이를 스쳐서 넓적다리에 이르러야 한다.

3. 바벨을 다시 시작 자세로 내린다.

4. 양발로 뒤로 점프해 레슬링의 방어 기술인 스프롤(sprawl) 자세를 취한다. 그리고 푸시업 자세를 취한다.

5. 푸시업을 한 번 한 다음 다시 시작 자세로 점프하고 동작 전체를 반복한다. 절대 바를 잡은 그립을 풀어서는 안 된다.

관련근육

주동근육: 햄스트링(반건양근, 반막양근, 대퇴이두근), 대/중/소둔근, 승모근, 상완삼두근, 대흉근

이차근육: 척추기립근(극근, 최장근, 장늑근), 삼각근, 극상근, 극하근, 소원근, 복직근

사이클링 포커스

이 운동은 몸이 사이클링 훈련의 부하에 대비하도록 한다. 자전거를 탈 때에는 흔히 몸을 앞으로 숙인 자세를 취하기 때문에 몸의 뒤쪽 전체(목에서 아래로 종아리까지)가 심한 압박을 받는다. 힘든 운동 또는 경주는 이러한 스트레스를 가중시키기만 한다. 긴 언덕길이 끝날 무렵에는 목, 등과 햄스트링에서 긴장을 느끼게 되는데, 이 통합운동은 이 모든 근육을 훈련시킨다. 또한 데드리프트, 스프롤과 푸시업 운동은 팔을 단련해 사이클링 자세를 취할 때 몸의 하중을 지지하도록 준비시킨다. 너무 무거운 웨이트를 사용하지 않도록 한다. 이 운동은 처음 몇 회 반복할 때에는 쉬워 보일지 모르나, 세트의 끝에 이를수록 어려움이 급격히 증가한다. 이 운동의 효과는 훈련 후 다음날 몸소 느끼게 된다. 하지만 무리하지 않도록 유의한다.

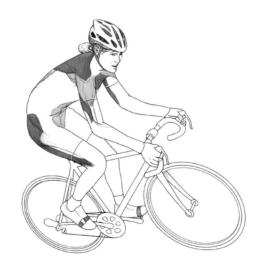

메디신 볼 스쿼트 스로
Medicine Ball Squat Throw

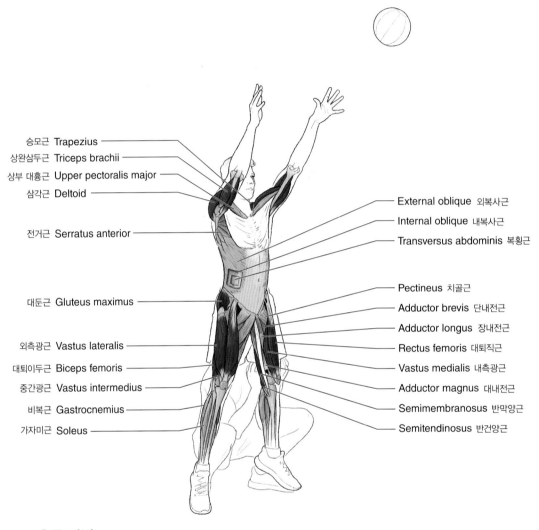

승모근 Trapezius
상완삼두근 Triceps brachii
상부 대흉근 Upper pectoralis major
삼각근 Deltoid

전거근 Serratus anterior

대둔근 Gluteus maximus

외측광근 Vastus lateralis
대퇴이두근 Biceps femoris
중간광근 Vastus intermedius
비복근 Gastrocnemius
가자미근 Soleus

External oblique 외복사근
Internal oblique 내복사근
Transversus abdominis 복횡근

Pectineus 치골근
Adductor brevis 단내전근
Adductor longus 장내전근
Rectus femoris 대퇴직근
Vastus medialis 내측광근
Adductor magnus 대내전근
Semimembranosus 반막양근
Semitendinosus 반건양근

운동 방법

1. 벽 앞에 서서 가슴의 앞쪽에 메디신 볼을 들고 깊은 스쿼트 자세를 취한다.
2. 힘찬 움직임으로 엉덩이와 다리, 다음으로 팔을 편다. 자세의 제어를 유지하면서 볼을 가능한 한 높이 벽으로 던진다. 볼을 놓을 때 몸이 완전히 신전되어야 하고 발가락으로 서야 한다.
3. 돌아오는 볼을 잡고 시작 자세인 스쿼트 자세로 되돌아간다.

관련근육

주동근육: 대둔근, 햄스트링(반건양근, 반막양근, 대퇴이두근), 대퇴사두근(대퇴직근, 외측/내측/중간광근), 척추기립근(극근, 최장근, 장늑근), 승모근, 삼각근, 상완삼두근

이차근육: 상부 대흉근, 장/대내전근, 치골근, 비복근, 가자미근, 내/외복사근, 복횡근, 전거근

사이클링 포커스

이 운동은 쉽지 않다. 만약 쉽다면 운동을 잘못하고 있는 셈이다. 볼을 그저 머리 위로 던지기만 해서는 안 된다. 전력을 기울여 매번 볼을 얼마나 높이 던질 수 있는지 알아보아야 한다. 그건 경주가 끝날 무렵 힘들고 가파른 언덕길을 오르는 상황과 비슷하다. 페달을 밟을 때마다 최대의 노력을 기울여 언덕 꼭대기를 넘어가야 한다. 힘이 떨어지는 기미가 보이면 경쟁자들이 유리해질 것이다. 불굴의 투지는 피트니스 센터에서 시작된다. 사이클 역사상 전무후무한 선수로 꼽히는 에디 먹스(Eddy Merckx)는 "아픔이 시작될 때가 바로 당신이 격차를 벌릴 수 있는 시점이다"라고 말했다.

응용운동 | 메디신 볼 싯업 스로
Medicine Ball Sit-Up Throw

이 응용운동은 다리를 그냥 놔두기 때문에 앞의 운동과 동일한 근육을 단련하지는 않으나, 중심부에 아주 좋은 운동이다. 움직임이 서로 유사하므로 이 운동을 여기에 포함시켰다. 메디신 볼을 가슴 위에 둔 채 바로 눕는다. 윗몸일으키기를 수행하고 동시에 팔을 펴서 천장으로 뻗는다. 팔이 완전히 펴졌을 때 볼을 던지고 볼이 다시 떨어질 때 받는다. 윗몸을 시작 자세로 내린다.

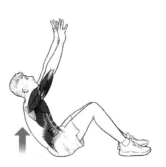

킹콩
King Kong

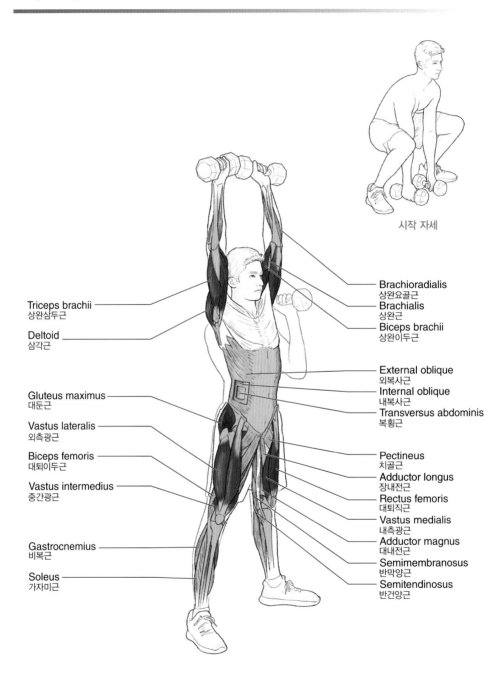

시작 자세

Triceps brachii
상완삼두근

Deltoid
삼각근

Gluteus maximus
대둔근

Vastus lateralis
외측광근

Biceps femoris
대퇴이두근

Vastus intermedius
중간광근

Gastrocnemius
비복근

Soleus
가자미근

Brachioradialis
상완요골근
Brachialis
상완근
Biceps brachii
상완이두근

External oblique
외복사근
Internal oblique
내복사근
Transversus abdominis
복횡근

Pectineus
치골근
Adductor longus
장내전근
Rectus femoris
대퇴직근
Vastus medialis
내측광근
Adductor magnus
대내전근
Semimembranosus
반막양근
Semitendinosus
반건양근

운동 방법

1. 양발을 어깨너비보다 약간 더 넓게 벌린 채 두 개의 덤벨 위에서 스쿼트 자세를 취한다. 엄지손가락이 위로 가는 해머 그립으로 덤벨을 잡는다.
2. 몸을 위로 치밀면서, 덤벨을 바닥에서 집어 들고 컬과 비슷한 동작을 수행해 팔꿈치가 굴곡된 채 덤벨이 가슴 상부 높이에 있도록 한다.
3. 푸시 프레스를 수행하여 팔을 머리 위로 뻗는다. 무릎을 약간 구부린 다음 힘껏 치켜 올려 다리를 완전히 신전시킨다. 동시에 팔을 머리 위로 뻗는다.
4. 시작 자세로 되돌아가 덤벨을 다시 지면에 놓는다.

관련근육

주동근육: 대둔근, 대퇴사두근(대퇴직근, 외측/내측/중간광근), 척추기립근(극근, 최장근, 장늑근), 삼각근, 상완이두근, 상완삼두근

이차근육: 햄스트링(반건양근, 반막양근, 대퇴이두근), 장/대내전근, 치골근, 상완근, 상완요골근, 비복근, 가자미근, 내/외복사근, 복횡근

사이클링 포커스

킹콩이 되라! 이는 강력한 전신 운동이다. 파워로 움직임을 완료하는 연습을 하되, 마음가짐에도 집중한다. 킹콩처럼 단호하고 담대하라. 사이클링 훈련 및 경주에 임하는 마음가짐도 마찬가지이어야 한다. 100%의 노력을 기울여 사이클링이 힘들어질 때 변명 따위가 필요 없도록 한다고 각오하라. 나는 아무리 탄탄한 사이클리스트들이라도 마음의 각오가 되어 있지 않아 경주를 포기하는 경우를 보아왔다. 그러한 일이 당신에게 일어나게 해서는 안 된다.

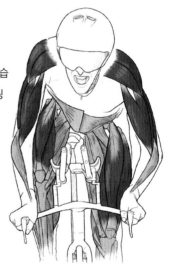

응용운동	케틀벨 또는 싱글 덤벨 킹콩 King Kong With Kettlebell or Single Dumbbell

양손에 덤벨 대신 하나의 덤벨 또는 케틀벨을 쥐어도 된다.

런지 바이셉스 컬
Lunge With Biceps Curl

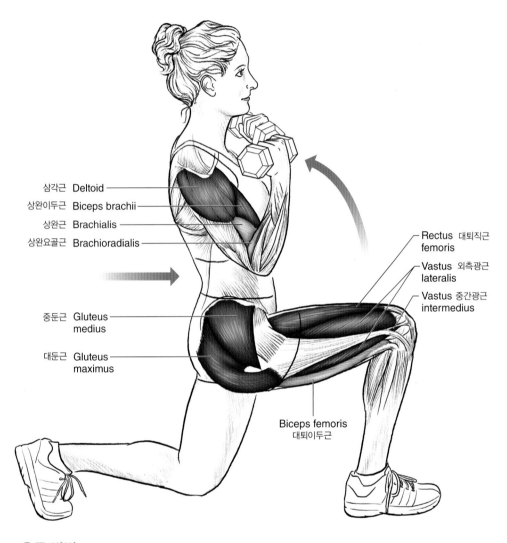

삼각근 Deltoid

상완이두근 Biceps brachii

상완근 Brachialis

상완요골근 Brachioradialis

Rectus 대퇴직근
femoris

Vastus 외측광근
lateralis

Vastus 중간광근
intermedius

중둔근 Gluteus
medius

대둔근 Gluteus
maximus

Biceps femoris
대퇴이두근

운동 방법

1. 양손에 덤벨을 든 채 똑바로 선다.

2. 한쪽 발을 앞으로 내디뎌 런지 자세를 취한다.

3. 런지 자세에서 양팔로 동시에 컬을 수행한다.

4. 발을 물리고 반대쪽 발로 반복한다.

관련근육

주동근육: 대퇴사두근(대퇴직근, 외측/내측/중간광근), 대/중/소둔근, 삼각근, 상완이두근
이차근육: 햄스트링(반건양근, 반막양근, 대퇴이두근), 상완근, 상완요골
근, 장장근, 요측수근굴근, 척측수근굴근, 비복근, 가자미근,
내/외복사근, 복횡근

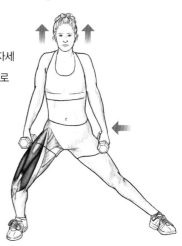

사이클링 포커스

다음에 사이클링을 하면서 공략할 기회가 온다면 페달을 밟을 때마다
아래로 가해지는 힘에 주목한다. 또한 일어서 다리로 최대의 파워를
전달할 때 상완이두근이 핸들을 위로 당기는 것을 느껴본다. 가속하는
동안 내내 다리를 힘차게 돌릴 때 지지를 제공하는 강한 토대(가슴에서
골반까지)가 필요하다. 런지 바이셉스 컬은 사이클링 훈련에서 사용되는
주요 운동(런지)과 중심부 및 팔을 강화하는 운동(컬)을 통합한 것이다.
이러한 통합운동은 제한된 시간에 많은 근육을 단련하게 해준다.

응용운동 사이드 런지 슈러그
Side Lunge With Shrug

양손에 덤벨을 들고 선다. 한쪽 발을 측면으로 내디뎌 사이드 런지 자세
를 취한다. 몸을 낮춘 자세에서 덤벨을 든 양팔을 으쓱한다. 시작 자세로
되돌아가 반대 측에서 동작을 반복한다.

우드초퍼
Woodchopper

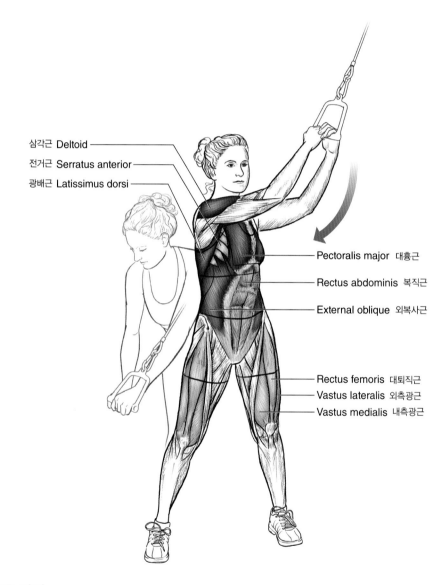

삼각근 Deltoid
전거근 Serratus anterior
광배근 Latissimus dorsi

Pectoralis major 대흉근
Rectus abdominis 복직근
External oblique 외복사근

Rectus femoris 대퇴직근
Vastus lateralis 외측광근
Vastus medialis 내측광근

운동 방법

1. 하이 풀리 가까이 측면으로 서서 양손으로 풀리의 손잡이를 붙잡는다. 팔은 머리 위로 뻗어 풀리 방향으로 향하게 해야 한다.

2. 팔을 아래쪽으로 당기면서 시작한다. 손이 어깨 높이를 지나갈 때 복부 비틀기 및 크런치를 시작한다. 계속
   해서 아래쪽으로 당기면서 무릎을 구부려 스쿼트 자세를 취한다.

3. 종료 자세는 무릎이 구부러지고, 몸통이 비틀려지며, 복근이 크런치를 이루고, 팔이 시작한 곳의 반대 측 아
   래로 뻗어진 상태이어야 한다.

4. 움직임을 제어하면서 시작 자세로 되돌아간다.

관련근육

주동근육: 복직근, 내/외복사근, 광배근, 삼각근, 대흉근

이차근육: 대퇴사두근(대퇴직근, 외측/내측/중간광근), 대/중/소둔근, 대원근, 전거근

사이클링 포커스

제7장에서 논의하였듯이 사이클리스트들은 중심부 근육을 충분히 단련하도록 해야
한다. 자전거를 탈 때에는 몸을 앞으로 구부린 상태에서 많은 시간을 보내기 때문에
등의 근력이 복근을 압도할 수 있다. 이에 따라 무릎, 엉덩이 또는 등에서 통증을
일으킬 수도 있다. 우드초퍼 운동은 대부분의 전방 근육을 단련하기 때문에 매우
효과적이다. 나는 케이블 및 풀리 기구를 아주 좋아한다. 이들 기구는 한 운동에서
다른 운동으로 신속히 전환하도록 해주고 운동을 하는 동안 최소의 안정을 제공한다.
운동 중 불안정이 존재하면 몸이 더 힘써 작용해야 하고 모든 안정화 근육을
훈련시킨다는 점을 기억한다.

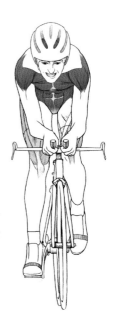

리버스 우드초퍼
Reverse Woodchopper

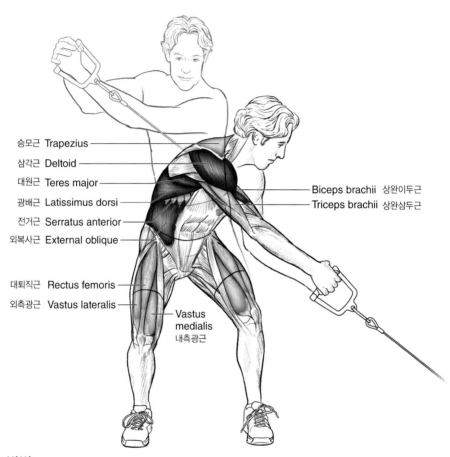

승모근 Trapezius
삼각근 Deltoid
대원근 Teres major
광배근 Latissimus dorsi
전거근 Serratus anterior
외복사근 External oblique

대퇴직근 Rectus femoris
외측광근 Vastus lateralis

Vastus medialis
내측광근

Biceps brachii 상완이두근
Triceps brachii 상완삼두근

운동 방법

1. 로우 풀리 가까이 측면으로 서서 양손으로 풀리의 손잡이를 붙잡는다. 팔은 지면 쪽으로 뻗어 풀리 방향으로 향하게 해야 한다. 몸통은 구부리고 풀리 방향으로 비틀어야 하며 무릎은 구부려야 한다.

2. 팔을 위쪽으로 당기면서 시작한다. 손이 무릎 높이를 가로지를 때 복부를 펴고 비틀린 상태를 풀기 시작한다. 계속해서 위쪽으로 당기면서 무릎을 편다.

3. 종료 자세는 무릎이 펴지고, 몸통이 곧게 똑바로 세워지며, 팔이 시작한 곳의 반대 측 위로 뻗어진 상태이어야 한다.

4. 움직임을 제어하면서 시작 자세로 되돌아간다.

⚠ **안전수칙**: 먼저 워밍업을 하고 운동을 시작할 때에는 사용하는 웨이트를 제한하도록 한다. 이 운동에서 비틀린 몸통을 강력하게 풀면 손상을 입기 쉽다.

관련근육

주동근육: 광배근, 내/외복사근, 삼각근, 대원근

이차근육: 대퇴사두근(대퇴직근, 외측/내측/중간광근), 대/중/소둔근, 승모근, 능형근, 상완삼두근, 전거근, 상완이두근

사이클링 포커스

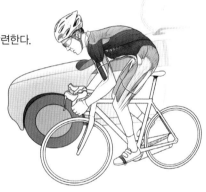

이 운동은 표준 우드초퍼와 비슷해 보이지만 다른 근육군을 단련한다. 표준 우드초퍼는 몸의 전방 근육을 단련하는 반면 리버스 우드초퍼는 몸의 후방 근육을 단련한다. 이미 논의한 대로 사이클리스트는 등의 근육이 강하게 발달한다. 리버스 우드초퍼 운동은 장시간 파워를 유지하기 위해 다리, 등과 팔이 필요로 하는 체력과 근력을 기르도록 돕는다. 이 운동을 할 때에는 시작 자세에서 폭발적으로 움직이는 동작에 역점을 두어야 한다.

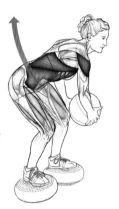

응용운동	메디신 볼 리버스 우드초퍼 Medicine Ball Reverse Woodchopper

앞의 운동은 메디신 볼로 해도 된다. 풀리를 사용하는 대신 메디신 볼을 낮게 몸의 한쪽으로 치우쳐 든다. 폭발적인 파워로 볼을 위쪽으로 몸통을 가로질러 올려 볼이 반대 측 어깨 위로 가도록 한다. 몸이 볼을 시작 자세에서 종료 자세로 이동시킬 때 용수철이 풀리는 모습을 상상한다. 또한 안정원반 위에 서면 난이도를 올릴 수 있다.

클린과 프레스
Clean and Press

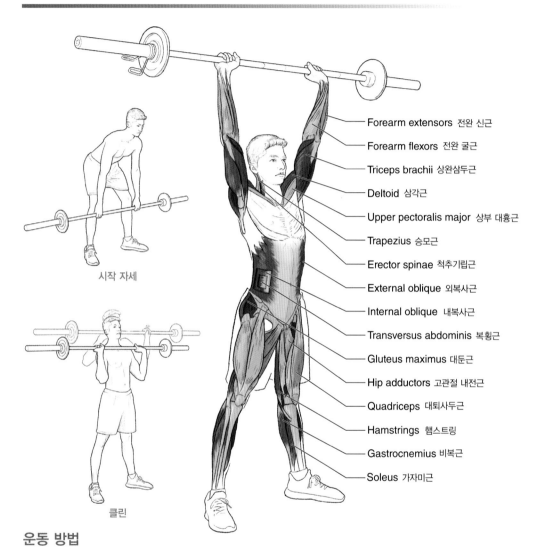

Forearm extensors 전완 신근
Forearm flexors 전완 굴근
Triceps brachii 상완삼두근
Deltoid 삼각근
Upper pectoralis major 상부 대흉근
Trapezius 승모근
Erector spinae 척추기립근
External oblique 외복사근
Internal oblique 내복사근
Transversus abdominis 복횡근
Gluteus maximus 대둔근
Hip adductors 고관절 내전근
Quadriceps 대퇴사두근
Hamstrings 햄스트링
Gastrocnemius 비복근
Soleus 가자미근

시작 자세

클린

운동 방법

1. 양발을 어깨너비로 벌린 채 바벨 앞에 선다. 팜다운 그립으로 바를 붙잡는다. 정강이는 바에 닿고 등은 곧으며 팔은 펴야 한다.

2. 데드리프트 동작을 수행해 바를 수직으로 올린다.

3. 바가 무릎을 지나가자마자 발목, 무릎과 엉덩이를 신전시킨다. 이는 폭발적이고 강한 움직임이다. 엉덩이와 다리에서 오는 파워가 몸을 따라 위쪽으로 바를 몰아가야 한다.

4. 바가 정점에 이르면서 손목을 젖혀 팔꿈치와 어깨가 바 아래에 있도록 한다. 바가 몸의 앞쪽으로 가슴에 얹히도록 해야 한다.
5. 이제 마지막 동작으로 웨이트를 머리 위로 올린다.

⚠️ **안전수칙:** 이 운동을 하는 동안 등을 곧게 유지하는 것은 매우 중요하다. 운동 내내 턱을 든 상태를 유지하고 자세에 집중해야 한다. 지쳐감에 따라 움직임을 속이려는 유혹을 받게 된다. 그렇게 하면 과도한 스트레스와 부상을 초래할 수 있다.

관련근육

주동근육: 대둔근, 햄스트링(반건양근, 반막양근, 대퇴이두근), 비복근, 가자미근, 삼각근, 상완삼두근, 척추기립근(극근, 최장근, 장늑근), 내/외복사근, 복횡근

이차근육: 대퇴사두근(대퇴직근, 외측/내측/중간광근), 박근, 고관절 내전근(장/단/대내전근), 치골근, 승모근, 상부 대흉근, 장장근, 요측수근굴근, 척측수근굴근, 척측수근신근, 지신근, 단요측수근신근, 장요측수근신근

사이클링 포커스

이 운동을 심혈을 기울여 온힘을 다해 하라! 몸의 워밍업이 되어 있는지 그리고 자세가 올바른지 확인한 다음에는 운동을 힘차게 한다. 목표는 폭발적인 파워를 기르는 것이다. 또한 반복을 늘리면 지구력을 향상시킬 수도 있다. 클린과 프레스 운동은 언덕길에서 경쟁자들을 따돌릴 때 필요한 파워와 지구력을 기르도록 돕는다. 자전거에서 일어서 폭발적인 파워를 낼 때에는 자신과 경쟁자들 사이에 작은 간격을 둘 필요가 있다. 이렇게 하면 언덕길에서 경쟁자들을 공짜로 끌어 올리는 일이 일어나지 않는다. 일단 간격이 생기면 최대한 치고나가 맹렬한 추격을 따돌리도록 한다.

응용운동 클린과 푸시 프레스
Clean and Push Press

이는 앞의 운동과 거의 동일하나, 다만 프레스 단계에서 엉덩이와 다리의 도움을 받는다는 점이 다르다. 일단 바벨이 가슴의 앞쪽에 얹혔으면, 작은 스쿼트 동작을 수행하고 폭발적인 파워로 일어선다. 동시에 이러한 탄력을 이용하여 팔을 머리 위로 뻗는다.

케틀벨 스윙
Kettlebell Swing

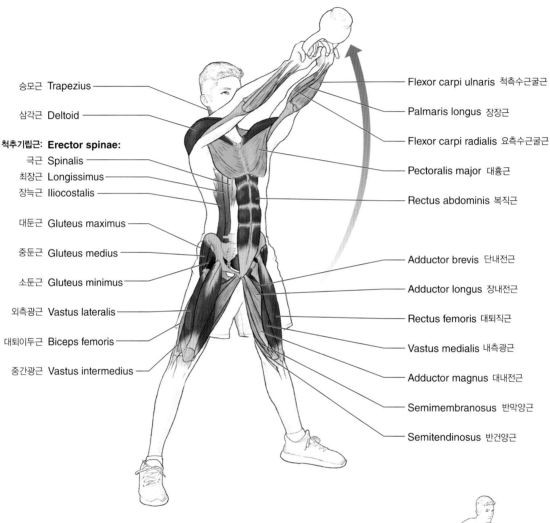

승모근 Trapezius

삼각근 Deltoid

척추기립근: **Erector spinae:**

극근 Spinalis

최장근 Longissimus

장늑근 Iliocostalis

대둔근 Gluteus maximus

중둔근 Gluteus medius

소둔근 Gluteus minimus

외측광근 Vastus lateralis

대퇴이두근 Biceps femoris

중간광근 Vastus intermedius

Flexor carpi ulnaris 척측수근굴근

Palmaris longus 장장근

Flexor carpi radialis 요측수근굴근

Pectoralis major 대흉근

Rectus abdominis 복직근

Adductor brevis 단내전근

Adductor longus 장내전근

Rectus femoris 대퇴직근

Vastus medialis 내측광근

Adductor magnus 대내전근

Semimembranosus 반막양근

Semitendinosus 반건양근

시작 자세

운동 방법

1. 양발을 어깨너비보다 약간 더 넓게 벌린 채 스쿼트 자세를 취하고 다리 사이 바닥에 놓인 케틀벨을 붙잡는다. 등은 평평해야 한다.

2. 주로 하체를 사용해 폭발적인 파워로 일어서면서 케틀벨을 몸 앞쪽으로 내어 들어올린다. 이렇게 움직이는 동안 엉덩이를 앞으로 밀어낸다.

3. 팔을 곧게 유지하면서 케틀벨을 어깨 높이 바로 위로 가져간다.

4. 등을 곧게 유지하면서 엉덩이를 구부리고 케틀벨을 다시 내려 다리 사이에서 몸 뒤로 나가 있게 한다.

⚠ **안전수칙:** 많은 운동선수가 케틀벨 스윙 중에 몸을 앞으로 기울이는 경향이 있다. 따라서 등을 곧게 유지하는 데 집중해야 한다. 케틀벨을 들어 올리면서 몸통을 가능한 한 안정되게 그리고 수직으로 유지하도록 한다.

관련근육

주동근육: 대퇴사두근(대퇴직근, 외측/내측/중간광근), 대/중/소둔근, 척추기립근(극근, 최장근, 장늑근), 삼각근, 복직근

이차근육: 박근, 고관절 내전근(장/단/대내전근), 치골근, 햄스트링(반건양근, 반막양근, 대퇴이두근), 승모근, 대흉근, 장장근, 요측수근굴근, 척측수근굴근

사이클링 포커스

경주의 막바지에 결승선을 향해 전력 질주할 때 선수의 몸은 고통으로 비명을 지른다. 선수는 자전거를 가능한 한 빨리 앞으로 추진하기 위해 최대의 노력을 기울인다. 케틀벨 스윙은 이 장의 기타 많은 운동처럼 피로할 때 최대의 파워를 내도록 훈련시킨다. 사이클링의 주요 순간(전력 질주, 언덕길 공략과 치고나가기)은 모두 폭발적인 파워를 요한다. 이 운동은 이러한 엄청난 노력에 대비하게 해준다. 피트니스 센터에서 운동하면서 다리로부터 폭발적인 파워를 낸다는 점을 기억한다. 이와 같은 힘은 케틀벨을 어깨 쪽으로 들어 올리도록 돕는다.

응용운동	싱글-암 케틀벨 스윙 Single-Arm Kettlebell Swing

앞의 운동을 한 손으로만 케틀벨을 잡은 채 수행한다. 이 응용운동을 위해서는 더 가벼운 케틀벨을 사용해야 한다. 운동의 비대칭성으로 인해 모든 중심부 안정근의 단련이 향상된다.

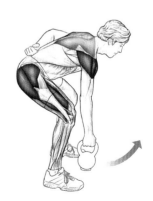

플로어 와이퍼
Floor Wiper

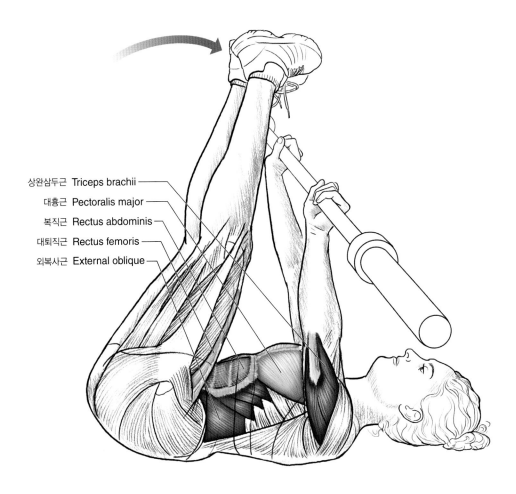

상완삼두근 Triceps brachii
대흉근 Pectoralis major
복직근 Rectus abdominis
대퇴직근 Rectus femoris
외복사근 External oblique

운동 방법

1. 바닥에 등을 평평하게 대고 눕는다. 양팔을 가슴 위로 뻗은 채 바벨을 든다.

2. 바벨을 고정시킨 상태를 유지하면서 스트레이트 레그 리프트를 수행해 양발을 바벨의 한쪽 끝 쪽으로 가져
   간다.

3. 양발을 다시 바닥으로 내린다.

4. 운동을 반복해 양발을 반대쪽으로 가져간다. (바벨은 세트 내내 고정시킨 상태로 유지한다.)

관련근육

주동근육: 복직근, 내/외복사근, 복횡근, 상완삼두근

이차근육: 장요근, 치골근, 봉공근, 대퇴직근, 대흉근

사이클링 포커스

플로어 와이퍼 운동은 주요 중심부 근육을 모두 단련한다. 이들은 자전거를 타면서 힘을 낼 때 견고한 기반을 제공하는 근육이다. 이미 언급하였듯이 크랭크에 적절한 파워를 가하기 위해서는 다리가 몸의 나머지 부분이 제공하는 지지에 의존해야 한다. 이 운동은 힘들기 때문에 마음의 준비를 하라. 동시에 플로어 와이퍼는 호흡 능력을 제한하고 크고 작은 중심부 근육을 모두 단련한다. 이 운동은 파워를 향상시킬 뿐만 아니라 전력 질주 또는 가파른 언덕길 오르기처럼 극히 힘든 노력을 기울일 때 호흡 능력도 개선한다.

응용운동 덤벨 플로어 와이퍼
Dumbbell Floor Wiper

바벨을 사용하는 대신 양손에 덤벨을 들어도 된다. 양팔이 고정되고 팔꿈치가 펴진 상태를 유지한다. 설명한 대로 좌우로 스트레이트 레그 리프트를 수행한다.

어타믹 푸시업
Atomic Push-Up

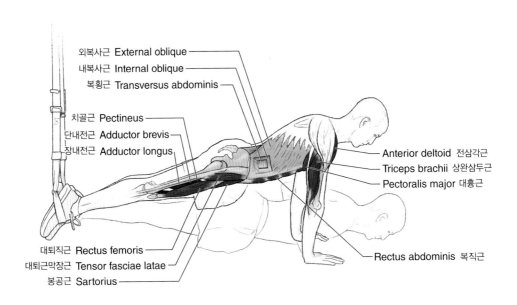

외복사근 External oblique
내복사근 Internal oblique
복횡근 Transversus abdominis

치골근 Pectineus
단내전근 Adductor brevis
장내전근 Adductor longus

Anterior deltoid 전삼각근
Triceps brachii 상완삼두근
Pectoralis major 대흉근

대퇴직근 Rectus femoris
대퇴근막장근 Tensor fasciae latae
봉공근 Sartorius

Rectus abdominis 복직근

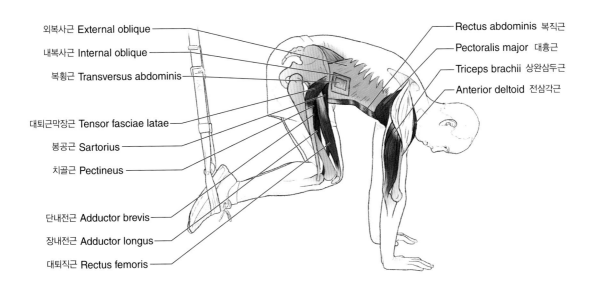

외복사근 External oblique
내복사근 Internal oblique
복횡근 Transversus abdominis

대퇴근막장근 Tensor fasciae latae
봉공근 Sartorius
치골근 Pectineus

단내전근 Adductor brevis
장내전근 Adductor longus
대퇴직근 Rectus femoris

Rectus abdominis 복직근
Pectoralis major 대흉근
Triceps brachii 상완삼두근
Anterior deltoid 전삼각근

운동 방법

1. 양발을 서스펜션 끈의 손잡이에 걸친 채 푸시업 자세로 시작한다. 손잡이는 지면에서 20~30㎝ 정도 높이에 있어야 한다.
2. 중심부와 몸을 동원하고 안정된 상태로 유지하면서 푸시업을 수행한다.
3. 팔이 펴진 푸시업 자세에서 무릎을 가슴으로 당기면서 크런치를 수행한다. 시작 자세인 푸시업 플랭크 자세로 되돌아간다.
4. 반복한다.

관련근육

주동근육: 복직근, 대흉근, 전삼각근, 상완삼두근, 봉공근, 장요근, 대퇴직근, 대퇴근막장근, 치골근, 장/단내전근
이차근육: 내/외복사근, 복횡근

사이클링 포커스

최대의 무산소 역치 상태에서 몸은 힘겹게 산소와 영양분을 근육에 전달한다. 중심부 전체가 동원되어 페달을 밟는 기반을 안정화하고 폐에 의한 산소 흡입과 이산화탄소 배출을 극대화한다. 바로 그때 언덕길의 경사가 9% 증가한다. 선수는 안장에서 일어서 온힘을 다해 이 가혹한 구역을 넘어가려 몸부림친다. 그러려면 중심부가 지배하여 다리를 위한 토대를 유지하고 폐를 최대로 확장 및 수축시켜야 한다. 다행히도 선수는 이 순간을 위해 어타믹 푸시업 운동으로 훈련을 해두었다. 선수의 중심부는 견고해 다리가 파워를 전달한다. 그래서 선수는 정점에 이르러 가속하여 달아나기 시작한다!

중심부 CORE

다리 구분훈련 LEG ISOLATION

274

근육 이름

– 주요 근육 이름을 영어, 한자어와 한글명으로 정리하였습니다.

A

Abductor digiti minimi	소지외전근	새끼벌림근
Abductor digiti minimi brevis	단소지외전근	짧은새끼벌림근
Abductor hallucis	무지외전근(모지외전근)	엄지벌림근
Abductor pollicis longus	장무지외전근(장모지외전근)	긴엄지벌림근
Adductor brevis	단내전근	짧은모음근
Adductor hallucis	무지내전근(모지내전근)	엄지모음근
Adductor longus	장내전근	긴모음근
Adductor magnus	대내전근	큰모음근
Anconeus	주근	팔꿈치근
Anterior deltoid	전삼각근	앞어깨세모근
Anterior tibialis	전경골근	앞정강근

B

Biceps	이두근	두갈래근
Biceps brachii	상완이두근	위팔두갈래근
Biceps femoris	대퇴이두근	넙다리두갈래근
Brachialis	상완근	위팔근
Brachioradialis	상완요골근	위팔노근

C

Coracobrachialis	오훼완근	부리위팔근

D

Deltoid	삼각근	어깨세모근
Dorsal interosseous	배측골간근	등쪽뼈사이근

E

Erector spinae	척추기립근(척주기립근)	척주세움근
Extensor carpi radialis brevis	단요측수근신근	짧은노쪽손목폄근
Extensor carpi radialis longus	장요측수근신근	긴노쪽손목폄근
Extensor carpi ulnaris	척측수근신근	자쪽손목폄근
Extensor digitorum	지신근	손가락폄근
Extensor digitorum brevis	단지신근	짧은발가락폄근
Extensor digitorum communis	총지신근	온손가락폄근
Extensor digitorum longus	장지신근	긴발가락폄근
Extensor digitorum minimi	소지신근	새끼폄근
Extensor hallucis brevis	단무지신근(단모지신근)	짧은엄지폄근
Extensor hallucis longus	장무지신근(장모지신근)	긴엄지폄근
Extensor indicis	시지신근	집게폄근
Extensor pollicis brevis	단무지신근(단모지신근)	짧은엄지폄근
Extensor pollicis longus	장무지신근(장모지신근)	긴엄지폄근
External oblique	외복사근	배바깥빗근

F

Flexor carpi radialis	요측수근굴근	요골쪽손목굽힘근(노쪽손목굽힘근)
Flexor carpi ulnaris	척측수근굴근	자쪽손목굽힘근
Flexor digiti minimi	소지굴근	새끼굽힘근
Flexor digiti minimi brevis	단소지굴근	짧은새끼굽힘근
Flexor digitorum brevis	단지굴근	짧은발가락굽힘근
Flexor digitorum longus	장지굴근	긴발가락굽힘근
Flexor digitorum profundus	심지굴근	깊은손가락굽힘근
Flexor digitorum superficialis	천지굴근	얕은손가락굽힘근
Flexor hallucis brevis	단무지굴근(단모지굴근)	짧은엄지굽힘근
Flexor pollicis longus	장무지굴근(장모지굴근)	긴엄지굽힘근

G

Gastrocnemius	비복근	장딴지근
Gluteal muscle	둔근	둔부근
Gluteus maximus	대둔근	큰볼기근
Gluteus medius	중둔근	중간볼기근
Gluteus minimus	소둔근	작은볼기근
Gracilis	박근	두덩정강근

Peroneus brevis	단비골근	짧은종아리근
Peroneus longus	장비골근	긴종아리근
Peroneus tertius	제삼비골근	셋째종아리근
Piriformis	이상근	궁둥구멍근
Plantar interosseous	족측골간근	바닥쪽뼈사이근
Plantaris	족저근(족척근)	발바닥근(장딴지빗근)
Popliteus	슬와근	오금근
Posterior deltoid	후삼각근	뒤어깨세모근
Posterior tibialis	후경골근	뒤정강근
Pronator quadratus	방형회내근(사각회내근)	네모엎침근
Pronator teres	원회내근	원엎침근
Psoas major	대요근	큰허리근

Q

Quadratus femoris	대퇴사두근(대퇴방형근)	넙다리네갈래근
Quadratus lumborum	요방형근	허리네모근
Quadratus plantae	족척방형근(족저사각근)	발바닥네모근
Quadriceps	사두근	네갈래근

R

Rectus abdominis	복직근	배곧은근
Rectus femoris	대퇴직근	넙다리곧은근
Rhomboid	능형근	마름모근
Rhomboid major	대능형근	큰마름모근
Rhomboid minor	소능형근	작은마름모근
Rotatores	회선근	돌림근

S

Sartorius	봉공근	넙다리빗근
Scalene	사각근	목갈비근
Semimembranosus	반막양근(반막상근)	반막모양근
Semispinalis capitis	두반극근	머리반가시근
Semitendinosus	반건양근(반건상근)	반힘줄모양근
Serratus anterior	전거근	앞톱니근
Soleus		가자미근

Spinalis thoracis	흉극근	등가시근
Splenius capitis	두판상근	머리널판근
Sternocleidomastoid	흉쇄유돌근	목빗근
Subclavius	쇄골하근	빗장밑근
Subscapularis	견갑하근	어깨밑근
Superior gemellus	상쌍자근	위쌍동이근
Supinator	회외근	손뒤침근
Supraspinatus	극상근	가시위근

T

Tensor fascia latae	대퇴근막장근	넙다리근막긴장근
Teres major	대원근	큰원근
Teres minor	소원근	작은원근
Transversus abdominis	복횡근	배가로근
Trapezius	승모근	등세모근
Triceps	삼두근	세갈래근
Triceps brachii	상완삼두근	위팔세갈래근
Triceps surae	하퇴삼두근	종아리세갈래근

U

| Upper Pectoralis | 상부 흉근 | 위가슴근 |
| Upper trapezius | 상승모근 | 위등세모근 |

V

Vastus intermedius	중간광근	중간넓은근
Vastus lateralis	외측광근	가쪽넓은근
Vastus medialis	내측광근	안쪽넓은근

참고 문헌 REFERENCES

Behm, D.G., A.J. Blazevich, A.D. Kay, and M. McHugh. 2016. "Acute Effects of Muscle Stretching on Physical Performance, Range of Motion, and Injury Incidence in Healthy Active Individuals: A Systematic Review." *Applied Physiology, Nutrition, and Metabolism*, 41 (1): 1–11.

Fitts, R.H., K.S. McDonald, and J.M. Schluter. 1991. "The Determinants of   Skeletal Muscle Force and Power: Their Adaptability With Changes in Activity Pattern." *Journal of Biomechanics*, 24:111–22.

Scofield, K.L., and S. Hecht. 2012. "Bone Health in Endurance Athletes: Runners, Cyclists, and Swimmers." *Current Sports Medicine Reports*, 11 (6): 328–34.

Selye, H. 1950. "Stress and the General Adaptation Syndrome." British Medical Journal, 1 (4667): 1383–92.

Sovndal, S. 2013. *Fitness Cycling*. Champaign, IL: Human Kinetics.

Vikmoen, O., S. Ellefsen, Ø.Trøen, I. Hollan, M. Hanestadhaugen, T. Raastad, and B.R. Rønnestad. 2016. "Strength Training Improves Cycling Performance, Fractional Utilization of VO2max, and Cycling Economy in Female Cyclists." *Scandinavian Journal of Medicine and Science in Sports*, 26 (4): 384–96.

Yamamoto, L.M., J.F. Klau, D.J. Casa, W.J. Kraemer, L.E. Armstrong, and C.M. Maresh. 2010. "The Effects of Resistance Training on Road Cycling Performance Among Highly Trained Cyclists: A Systematic Review." *Journal of Strength and Conditioning Research*, 24 (2): 560–66.

모든 운동은 신체를 아는 것으로부터!!

내 손 안 최고의 운동 코치-해부학적으로 쉽게 배우는 운동 시리즈

요가, 필라테스, 스트레칭, 보디빌딩, 보디웨이트 트레이닝, 골프, 러닝, 수영, 무술, 축구, 댄스, 사이클링 아나토미

요가 아나토미 개정판
해부학적으로 쉽게 배우는 요가

요가 아나토미는 완전히 새로운 관점에서 각각의 요가 동작을 보여준다. 즉, 정확한 요가 자세 뿐만 아니라 요기 동작을 할 때 호흡의 흐름과 근육, 관절 움직임의 해부구조를 엑스레이 필름을 보듯이 투영해서 볼 수 있도록 정리한 요가 교재이다.

저자: 레슬리 카미노프 · 에이미 매튜스
역자: 한유창 이종하 오재근
가격: 24,000원

▶ 원정혜 박사 추천도서

필라테스 아나토미 개정판
해부학적으로 쉽게 배우는 필라테스

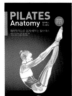

상세한 설명과 단계적인 지침, 그리고 명쾌한 해부 그림을 통해 필라테스 운동과 프로그램의 내부를 들여다보게 한다.

저자: 라엘 아이자코비츠 · 캐런 클리핑어
역자: 이지혜 오재근 최세환 한유창
가격: 25,000원

스트레칭 아나토미 3판 개정
해부학적으로 쉽게 배우는 스트레칭

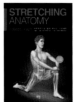

『스트레칭 아나토미』는 여러 분야의 전공에 도움이 되는 책이다. 의학, 간호학, 체육, 물리치료, 스포츠마사지, 에어로빅, 무용, 육상, 구기운동, 보디빌딩 등 자신의 전공에 맞게 이 책을 응용할 수 있다.

저자: 아놀드 G. 넬슨 · 주코 코코넨
역자: 오재근 이종하 한유창
가격: 23,000원

보디빌딩 아나토미 개정판
신체 기능학적으로 배우는 웨이트트레이닝

보디빌딩 아나토미는 스포츠 지도자는 물론이고 사회체육을 전공하는 대학생, 보디빌더, 보디피트니스 선수, 퍼스널 트레이너, 그리고 야구, 축구 등 각 종목 체력 담당 트레이너 및 1 · 2급 생활스포츠지도사 및 전문스포츠지도사 자격을 취득하기 위해 준비하는 수험생들의 필독서이다.

저자: 닉 에반스
역자: 창용찬
가격: 25,000원

골프 아나토미 개정판
신체 기능학적으로 배우는 골프

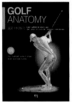

비거리 향상과 정확한 샷 게임 능력 향상, 그리고 부상 없이 골프를 즐기는 것, 이는 모든 골퍼들의 바람일 것이다. 『골프 아나토미』는 이러한 골퍼들의 바람을 충족시켜 줄 수 있는 몸을 만드는 데 큰 도움이 되는 책이다.

저자: 크레이그 데이비스 · 빈스 디사이아
역자: 박영민 오재근 이종하 한유창
가격: 28,000원

보디웨이트 트레이닝 아나토미
신체 기능학적으로 배우는 보디웨이트 트레이닝

보디웨이트 트레이닝의 과학과 운동방법을 배울 수 있는 특별한 책으로, 언제 어디서나 할 수 있는 가장 효과적인 보디웨이트 운동 156가지가 컬러 해부 그림, 단계적인 운동 설명 및 상세한 운동 지침을 통해 소개되어 있다.

저자: 브레트 콘트레이레즈
역자: 정태석 홍정기 오재근 권만근
가격: 22,000원

러닝 아나토미
신체 해부학적으로 쉽게 배우는 러닝

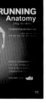

마라톤, 중 · 단거리 달리기에 적합한 근력, 스피드, 지구력을 길러주고 부상도 방지할 수 있게 해주는 신체 해부학적 운동 가이드다.

저자: 조 풀리오 · 패트릭 밀로이
역자: 최세환 원장원 장지훈 이규훈 장경태 오재근
가격: 21,000원

▶ 마라토너 이봉주 추천도서

수영 아나토미
신체 기능학적으로 쉽게 배우는 수영

수영에 적합한 근력, 스피드, 지구력을 길러주는 운동과 4가지 영법에서의 근골격계 역할을 그림으로 보여준다.

저자: 이안 맥클라우드
역자: 오재근 육현철 이종하 최세환 한규조
가격: 19,000원

▶ 최일욱, 지상준, 김진숙 감독 추천도서

무술 아나토미
신체 해부학적으로 배우는 무술

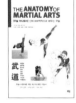

태권도 용무도 합기도 유도 검도 쿵푸 무에타이 등 무술 수련자를 위한 최고의 훈련 지침서로 차기 메치기 넘기기 등에 사용되는 근육에 대한 해부학적 운동 가이드이다.

저자: 노먼 링크 · 릴리 쵸우
역자: 오재근 조현철 김형돈 이재봉 최세환
가격: 19,000원

축구 아나토미 개정판
신체 기능학적으로 쉽게 배우는 축구

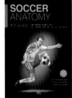

보다 정확한 패스와 강력한 슛을 위한 근력과 스피드, 파워를 길러 경기력을 향상시키는 방법을 알려준다.

저자: 도널드 T. 커켄달 · 애덤 L. 세이어스
역자: 이용수 오재근 천성용 정태석
가격: 28,000원

댄스 아나토미
해부학적으로 쉽게 배우는 댄스

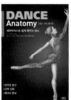

무용을 배우는 학생뿐만 아니라 무용교사, 안무가, 댄서를 치료하는 의료인에게 매우 유용한 책이다.

저자: 재키 그린 하스
역자: 제임스 전 오재근 김현남 이종하 장지훈 황향희
가격: 21,000원

▶ (사)서울발레시어터 단장 김인희 추천도서

사이클링 아나토미 개정판
신체 기능학적으로 배우는 자전거 라이딩

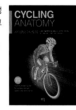

사이클링에서 파워를 최대화하고 부상을 최소화하며, 운동 수행능력을 최고로 향상시킬 수 있는 89가지의 가장 효과적인 운동법이 담겨져 있다.

저자: 섀넌 소븐덜
역자: 이종하 오재근 한유창
가격: 28,000원

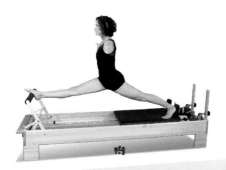

필라테스 지도자와 교습생을 위한 교과서

엘리 허먼의
필라테스 리포머
ELLIE HERMAN'S PILATES REFORMER

100개 이상의 리포머 동작 수록
- 단계적이고 체계적으로 구성된 동작 사진 수록
- 올바른 호흡법 및 구체적인 동작 요령 설명
- 운동 효과 및 재활 적용 사항 서술
- 특별 조언 및 이미지 형상화
- 레벨별 동작 별도

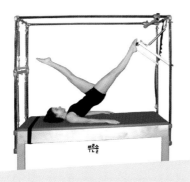

필라테스 지도자와 교습생을 위한 교과서

엘리 허먼의
필라테스 캐딜락
ELLIE HERMAN'S PILATES CADILLAC

35개 이상의 캐딜락 동작 수록
- 단계적이고 체계적으로 구성된 동작 사진 수록
- 올바른 호흡법 및 구체적인 동작 요령 설명
- 운동 효과 및 재활 적용 사항 서술
- 특별 조언 및 이미지 형상화

필라테스 지도자와 교습생을 위한 교과서

THE PILATES WUNDA CHAIR

필라테스
운다 체어

해부학적으로 배우는 기구 필라테스 체어

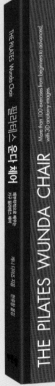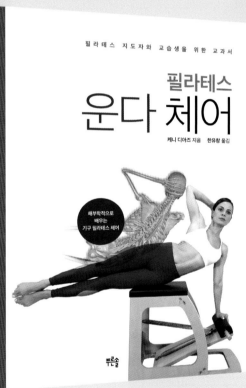

100개 이상의 필라테스 체어 동작 수록

- 체계적으로 구성된 동작 사진 및 3D 해부 그림 수록
- 운다 체어를 스트레칭 도구로 사용하는 방법 소개
- 운동 프로그램의 설계 원칙과 사례 제시